Rezepte bei Bluthochdruck

500 leckere und gesunde Rezepte zur Verbesserung Ihrer kardiovaskulären Gesundheit | mit 28-Tage-Mahlzeitenplan

D1729098

Alfons Stromberg

Inhalt

Baby-Minze-Möhren

Gebratene Tomaten

Eichelkürbis mit Äpfeln

Kartoffelsalat

Eintöpfe und Suppen

Erbsen und Blumenkohleintopf

Gekühlte Erdbeer-Gemüse-Suppe

Eintopf mit Huhn und Brokkoli

Spinat-Bohnen-Suppe

Kichererbsen und Gemüseeintopf

Gurkensuppe

Linsen, Gemüse und Gersteneintopf

Grünkohl-Löwenzahn-Suppe

Rote Bohnen Eintopf

Mahi Mahi und Gemüsesuppe

Vegetarisch

Veggie-Hummus-Sandwich

Eingelegte Rüben

Gnocchi Pomodoro

Erbsen & Spinat Carbonara

Gefüllte Süßkartoffel mit Hummus-Dressing

Tofu-Curry

Okra-Curry

Nudeln mit Spargel

Quinoa mit Gemüse

Kichererbsen mit Mangold

Gewürz, Brühe und Würze

Cajun-Gewürzmischung

Hausgemachte Fajita-Gewürzmischung

Einfache Gemüsebrühe

Natriumarme Hühnerbrühe

Kräutermischung

Avocado-Dip

Rinderbrühe mit Fenchel und Schalotten

Artischocken-Dip

Nachspeisen

Einführung

Was ist die Dash-Diät?

Die DASH-Diät ist ein Akronym für "Dietary Approach to Stop Hypertension". Die Diät wurde entwickelt, um Menschen zu helfen, ihren Blutdruck ohne Medikamente zu senken. Die Idee hinter der Diät ist, den Natriumgehalt in der Ernährung zu minimieren und mehr Lebensmittel zu essen, die viel Kalium, Kalzium und Magnesium enthalten. Diese Nährstoffe werden als Elektrolyte bezeichnet und tragen zur Regulierung des Blutdrucks bei. Die DASH-Diät umfasst auch viel Obst, Gemüse, Vollkornprodukte und fettarme Milchprodukte. Das Hauptziel besteht darin, eine Vielzahl gesunder Lebensmittel in die Ernährung aufzunehmen, die den Körper mit allen wichtigen Nährstoffen versorgen, die er braucht, um richtig zu funktionieren. Auch wenn die DASH-Diät nicht speziell zur Gewichtsreduktion gedacht ist, kann der Verzehr gesunder Lebensmittel dazu beitragen, ein gesundes Gewicht zu halten, was für die allgemeine Gesundheit wichtig ist.

Warum die Dash-Diät?

Die Bindestrich-Diät ist eine beliebte Wahl für diejenigen, die ihre Gesundheit verbessern wollen. Und das ist kein Wunder - die Bindestrich-Diät senkt nachweislich den Blutdruck, verbessert den Cholesterinspiegel und verringert das Risiko von Herzerkrankungen und Schlaganfällen. Aber das ist noch nicht alles - die Bindestrich-Diät kann Ihnen auch helfen, Diabetes zu bekämpfen und sogar Ihr Energieniveau zu steigern. Wenn Sie Ihre körperliche und geistige Gesundheit verbessern wollen, dann ist die Bindestrich-Diät ein guter Anfang. Hier sind einige Gründe, warum die Bindestrich-Diät eine gute Wahl ist:

Es ist reich an nährstoffreichen Lebensmitteln

Bei der Bindestrich-Diät liegt der Schwerpunkt auf dem Verzehr von viel Gemüse, Obst und fettarmen Milchprodukten. Dadurch wird sichergestellt, dass Sie alle wichtigen Nährstoffe erhalten, die Ihr Körper braucht.

Es hilft, den Blutdruck zu senken

Einige Studien haben gezeigt, dass die Bindestrich-Diät zur Senkung des Blutdrucks beitragen kann, auch bei Menschen, die nicht an Bluthochdruck leiden.

Es verringert das Risiko einer Herzerkrankung

Es hat sich gezeigt, dass die Bindestrich-Diät das Risiko für Herzkrankheiten deutlich senkt, was sie zu einer guten Wahl für Menschen mit einer familiären Vorgeschichte von Herzproblemen macht.

Es unterstützt die Gewichtsabnahme

Da sie reich an Obst, Gemüse und Vollkornprodukten ist, kann die Bindestrich-Diät Ihnen helfen, auf gesunde Weise zusätzliches Gewicht zu verlieren.

Es senkt den Cholesterinspiegel

Die Bindestrich-Diät trägt dazu bei, das LDL-Cholesterin (schlechtes Cholesterin) zu senken und das HDL-Cholesterin (gutes Cholesterin) zu erhöhen, was das Risiko von Herz-Kreislauf-Erkrankungen verringern kann.

Es hilft, Diabetes zu verhindern

Indem die Bindestrich-Diät Ihnen hilft, Gewicht zu verlieren und den Blutzuckerspiegel unter Kontrolle zu halten, kann sie auch dazu beitragen, Typ-2-Diabetes zu verhindern.

Es ist leicht zu folgen

Im Gegensatz zu anderen Diäten ist die Bindestrich-Diät leicht anzupassen und langfristig durchzuhalten, da sie keine Lebensmittelgruppen ausschließt oder spezielle Lebensmittel erfordert.

Er ist flexibel

Sie können die Dash-Diät auf Ihre individuellen Bedürfnisse und Vorlieben abstimmen, so dass sie sich leicht in Ihren Lebensstil einfügen lässt.

Es ist erschwinglich

Für die Bindestrich-Diät müssen Sie nicht viel Geld für spezielle Lebensmittel oder Nahrungsergänzungsmittel ausgeben - essen Sie einfach viel frisches Obst, Gemüse und Vollkornprodukte.

Es ist köstlich

Und nicht zuletzt ist die Bindestrich-Diät auch lecker! Sie werden es genießen, viele gesunde und schmackhafte Lebensmittel zu essen, während Sie diesen Plan befolgen.

Tipps für die Dash-Diät

Die DASH-Diät ist ein umfassendes und lebenslanges Konzept für eine gesunde Ernährung, das zur Behandlung oder Vorbeugung von Bluthochdruck, Herzerkrankungen und Schlaganfällen entwickelt wurde. Die DASH-Diät regt dazu an, die Natriumzufuhr in der Ernährung zu reduzieren und gleichzeitig eine Vielzahl von Lebensmitteln zu essen, die reich an blutdrucksenkenden Nährstoffen wie Kalium, Kalzium und Magnesium sind. Im Rahmen der DASH-Diät wird auch empfohlen, den täglichen Verzehr von Obst, Gemüse, Vollkornprodukten und fettarmen oder fettfreien Milchprodukten zu erhöhen und den Verzehr von gesättigten Fetten, rotem Fleisch, Süßigkeiten und zuckerhaltigen Getränken zu begrenzen. Zusätzlich zu den Ernährungsumstellungen empfiehlt die DASH-Diät, dass Sie sich an den meisten Tagen der Woche mindestens 30 Minuten lang mit mäßiger Intensität körperlich betätigen, z. B. durch Gehen. Im Folgenden finden Sie einige nützliche Tipps, die Ihnen helfen können, die DASH-Diät erfolgreich durchzuführen:

Füllen Sie sich mit Obst und Gemüse

Die DASH-Diät umfasst viele bunte Obst- und Gemüsesorten als Teil eines gesunden Ernährungsplans. Diese Lebensmittel sind vollgepackt mit Nährstoffen, die den Blutdruck senken, wie Kalium, Kalzium und Magnesium.

Greifen Sie zu fettarmen oder fettfreien Molkereiprodukten

Um Ihren Hunger zu stillen, ohne die Aufnahme gesättigter Fette zu erhöhen, wählen Sie fettarme oder fettfreie Milchprodukte. Die DASH-Diät umfasst Milch, Joghurt, Käse und andere Milchprodukte als Teil eines gesunden Ernährungsplans.

Ergänzen Sie Ihre Mahlzeiten und Snacks mit eiweißreichen Lebensmitteln, die den Hunger stillen

Damit Sie zwischen den Mahlzeiten nicht zu hungrig werden, sollten Sie eiweißreiche Lebensmittel wie mageres Fleisch, Fisch, Geflügel, Bohnen, TofuNüsse und Samen zu den Mahlzeiten und Snacks über den Tag verteilt.

Befriedigen Sie Ihr Verlangen nach Süßigkeiten auf gesunde Weise

Die DASH-Diät verbietet Süßigkeiten nicht völlig, empfiehlt aber, zuckerhaltige Desserts wie Kuchen, Kekse und Süßigkeiten einzuschränken. Um Ihren Heißhunger auf gesunde Weise zu stillen, sollten Sie stattdessen Obst in Ihr Dessert oder Ihren Snack einbauen.

Trinken Sie viel Flüssigkeit

Die meisten Menschen brauchen etwa 2 Liter (8 Tassen) Flüssigkeit pro Tag. Wasser ist zwar immer eine gute Wahl, aber auch andere Getränke wie ungesüßter Tee, Kaffee (ohne Zuckerzusatz) oder Selterswasser können hilfreich sein. Achten Sie nur darauf, dass Sie keine koffein- oder alkoholhaltigen Getränke zu sich nehmen, da diese den Blutdruck erhöhen können.

Intelligent einkaufen

Achten Sie beim Einkaufen auf Lebensmittel, die wenig Natrium und ungesunde Fette enthalten. Sie können auch die Etiketten der Lebensmittel überprüfen, um zu sehen, wie viel Natrium ein Produkt enthält, bevor Sie es kaufen. In Artikeln über die Bindestrich-Diät finden Sie weitere Anregungen für den Einkauf im Lebensmittelgeschäft.

Auswärts essen einschränken

Wenn Sie auswärts essen gehen, kann es schwierig sein, Lebensmittel zu finden, die in die Bindestrich-Diät passen. Viele Restaurants servieren große Portionen von Speisen, die viel Natrium enthalten. Wenn Sie auswärts essen gehen, suchen Sie nach Restaurants, die gesündere Optionen anbieten oder Ihnen die Möglichkeit geben, Ihre Bestellung individuell zu gestalten.

Emotionales Essen ansprechen

Manche Menschen greifen zum Essen, wenn sie sich ängstlich, gestresst oder deprimiert fühlen. Wenn emotionales Essen für Sie ein Problem ist, können Sie es mit bestimmten Praktiken in den Griff bekommen. Sprechen Sie mit Ihrem Arzt oder einem Therapeuten darüber, wie Sie diese Gefühle am besten in den Griff bekommen, damit sie nicht zu ungesunden Essgewohnheiten führen.

In Bewegung kommen

Die beste Methode, um Ihre Gesundheit zu verbessern, besteht darin, aktiv zu werden, und das ist eine der wichtigsten Komponenten der DASH-Diät. Streben Sie an einigen Tagen der Woche mindestens 30 Minuten moderate Bewegung an. Spazierengehen ist eine gute Möglichkeit, um in Schwung zu kommen.

Konsultieren Sie Ihren Arzt

Sprechen Sie mit Ihrem Arzt oder einem eingetragenen Diätassistenten, wenn Sie Fragen dazu haben, ob die DASH-Diät für Sie geeignet ist oder wie Sie sie in Ihren eigenen Ernährungsplan einbauen können.

Mit diesen 10 Tipps können Sie die Dash-Diät langfristig erfolgreich umsetzen. Wenn Sie diese Tipps befolgen, werden Sie nicht nur Ihre Essgewohnheiten, sondern auch Ihre allgemeine Gesundheit verbessern.

Empfohlene Lebensmittel

Die DASH-Diät ist ein vom National Heart, Lung, and Blood Institute entwickeltes Ernährungsmuster, das zur Vorbeugung und Behandlung von Bluthochdruck empfohlen wird. Die Diät ist reich an Gemüse, Obst, Vollkornprodukten und fettarmen Milchprodukten und enthält wenig Salzrotem Fleisch, Süßigkeiten und zuckerhaltigen Getränken. Die DASH-Diät schreibt zwar keine bestimmten Lebensmittel vor, aber es gibt bestimmte Lebensmittelgruppen, auf die besonderer Wert gelegt wird. Dazu gehören:

Früchte

Streben Sie 4-5 Portionen pro Tag an. Wählen Sie frisches, gefrorenes oder konserviertes Obst (ohne Zuckerzusatz), 100%igen Fruchtsaft oder Trockenfrüchte.

Gemüse

Essen Sie 4-5 Portionen Gemüse pro Tag. Nehmen Sie eine Vielfalt an frischem, gefrorenem oder sogar konserviertem Gemüse (ohne Salzzusatz) und mindestens ein dunkelgrünes und ein orangefarbenes Gemüse Gemüse pro Tag.

Körner

6-8 Portionen pro Tag. Wählen Sie Vollkornprodukte wie Haferflocken, Vollkornbrot, braunen Reis, QuinoaGersteoder Popcorn. Beschränken Sie raffinierte Körner wie Weißbrot oder Nudeln.

Eiweiß

2-3 Portionen pro Tag. Dazu gehören mageres Fleisch wie Hühner- oder Putenbrust (ohne Haut), Fisch, Schalentiere, Bohnen (Hülsenfrüchte), EierNüsse und Samen. Reduzieren Sie rotes Fleisch und verarbeitete Fleischsorten wie Speck oder Wurst.

Molkerei

2-3 Portionen pro Tag. Konsumieren Sie fettarme oder fettfreie Milch, Joghurt und Käse. Wenn Sie Veganer sind oder eine Laktoseintoleranz haben, können Sie Ihr Kalzium aus angereicherter Pflanzenmilch, Tofu, Grünkohl, Brokkolioder Mandeln.

Salz

Begrenzen Sie Natrium auf 2.300 mg pro Tag (etwa 1 Teelöffel). Dazu gehört Natrium aus allen Quellen - nicht nur aus dem Salz Salzstreuer! Verarbeitete Lebensmittel enthalten oft verstecktes Salz - überprüfen Sie die Nährwertangaben, um zu sehen, wie viel Natrium in einer Portion enthalten ist. Wenn Sie unter Bluthochdruck leiden, empfiehlt Ihr Arzt möglicherweise eine niedrigere Natriumzufuhr - sprechen Sie mit Ihrem Arzt darüber, was für Sie richtig ist.

Zuckerhaltige Getränke

Begrenzen Sie den Konsum von zuckerhaltigen Getränken auf maximal 450 ml (36 Unzen) pro Woche, einschließlich Limonade, Fruchtsaft, Sportgetränke und gesüßten Eistee.

Alkohol

Wenn Sie sich für den Konsum von Alkohol entscheiden, halten Sie sich zurück. Für gesunde Erwachsene gilt: ein Getränk pro Tag, für Frauen jeden Alters und Männer über 65 Jahre bis zu zwei Getränke pro Tag für Männer unter 65 Jahren.

Andere Überlegungen

Wenn Sie an Diabetes leiden, sollten Sie Ihre Kohlenhydratzufuhr sorgfältig überwachen. Sprechen Sie mit Ihrem Arzt oder einem Ernährungsberater darüber, was für Sie richtig ist. Wenn Sie die DASH-Diät befolgen, müssen Sie möglicherweise kaliumreiche Lebensmittel wie Bananen Avocados, Kartoffeln und Tomaten. Lassen Sie sich von Ihrem Arzt beraten, bevor Sie Ihre Ernährung abrupt umstellen.

Zu vermeidende Lebensmittel

Denken Sie darüber nach, die DASH-Diät zu beginnen? Wenn ja, herzlichen Glückwunsch! Die DASH-Diät ist ein bewährtes Mittel zur Senkung des Blutdrucks und zur Verbesserung der allgemeinen Gesundheit. Wie bei jeder Diät gibt es jedoch auch hier bestimmte Lebensmittel, die vermieden werden sollten. Hier sind einige Lebensmittel, die bei der DASH-Diät vermieden werden sollten

Natriumhaltige verarbeitete Lebensmittel

Verarbeitetes Fleisch, Dosensuppen und Tiefkühlgerichte enthalten viel Natrium und sollten bei der DASH-Diät vermieden werden. Entscheiden Sie sich stattdessen für frisches oder gefrorenes Obst und Gemüse, magere Eiweißquellen und Vollkornprodukte.

Zuckerhaltige Getränke

Limonaden, Fruchtsäfte und Eistees sind voller Zucker und leerer Kalorien. Trinken Sie stattdessen lieber Wasser oder ungesüßten Tee.

Süßigkeiten

Kuchen, Kekse und andere süße Leckereien sind voller Zucker und ungesunder Fette. Wenn Sie einen Heißhunger auf Süßes haben, versuchen Sie, ihn mit frischem Obst oder einem kleinen Stück dunkler Schokolade zu stillen.

Wenn Sie diese Tipps befolgen, sind Sie auf dem besten Weg zum Erfolg mit der DASH-Diät!

Häufig gestellte Fragen

Die Bindestrich-Diät ist ein beliebter und wirksamer Ernährungsplan, der nachweislich zur Senkung und Aufrechterhaltung eines normalen Blutdrucks beiträgt und die Herzgesundheit verbessert. Obwohl die Diät relativ einfach ist, gibt es immer noch ein paar Fragen, die die Menschen oft dazu haben. Einige häufig gestellte Fragen zur Bindestrich-Diät sind:

Was kann ich bei der Dash-Diät essen?

 Die Bindestrich-Diät legt den Schwerpunkt auf Obst, Gemüse, Vollkornprodukte und fettarme Milchprodukte. Sie schränkt auch Salzgesättigte Fette und Zuckerzusatz.

Was sind die wichtigsten Vorteile der Bindestrich-Diät?

Die Bindestrich-Diät hat sich als wirksam erwiesen, wenn es darum geht, den Blutdruck zu senken und die Herzgesundheit zu verbessern. Sie kann auch dazu beitragen, das Risiko von Schlaganfällen und anderen Herz-Kreislauf-Erkrankungen zu minimieren.

Wie lange muss ich die Bindestrich-Diät durchführen? Sie können die Bindestrich-Diät so lange durchführen, wie Sie möchten. Wenn Sie jedoch Ergebnisse sehen möchten, empfehlen Experten, den Plan mindestens zwei Wochen lang zu befolgen.

Kann ich bei der Dash-Diät schummeln?

Sie müssen bei der Bindestrich-Diät nicht schummeln! Achten Sie nur darauf, dass Sie viel Obst, Gemüse, Vollkornprodukte und fettarme Milchprodukte zu sich nehmen. Und beschränken Sie die Aufnahme von Salz, gesättigte Fette und Zuckerzusätze.

Wenn Sie diese einfachen Richtlinien befolgen, können Sie alle spezifischen Vorteile der Bindestrich-Diät nutzen!

Frühstücks-Rezepte

Vegetarischer Frühstückssalat mit Ei

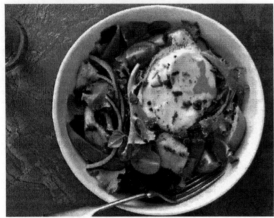

Ergiebigkeit: 4 Portionen

Zubereitungszeit: 12 Minuten

Zubereitungszeit: 5 Minuten

Schwierigkeitsgrad: Leicht

Zutaten:

- 4 Esslöffel Zitrone Saft
- 6 Teelöffel Olivenöl
- 2 Tassen Avocado
- ½ Teelöffel Meersalz
- 3 Tassen Traubentomaten
- 1 Tasse rote Zwiebel
- ½ Teelöffel schwarzer Pfeffer
- 6 Tassen Bio-Rucola
- 8 große Eier, Freilandhaltung

Vorbereitung:

1. Öl und Zitronensaft in eine Schüssel geben Saft.
2. Gut durchmischen und mit Avocado belegen, gefolgt von Zwiebeln, Tomatenund Rucola.
3. Über Nacht in den Kühlschrank stellen und dann mit Salz und schwarzem Pfeffer.
4. Diese Mischung in eine Pfanne geben und bei mittlerer Hitze 5 Minuten kochen.
5. Geben Sie die Eier über den Salat geben und anrichten.

Nährwertangaben pro Portion:

Kalorien	400
	% Tageswert*
Fett gesamt 31,8g	**41%**
Gesättigtes Fett 7.3g	**36%**
Cholesterin 372mg	**124%**
Natrium 397mg	**17%**
Kohlenhydrate insgesamt 16,6 g	**6%**
Ballaststoffe 7,7 g	**28%**
Zucker gesamt 6.9g	
Eiweiß 16,4 g	
Vitamin D 35mcg	175%
Kalzium 132mg	10%
Eisen 3mg	18%
Kalium 983mg	21%

Stahl-Haferflocken

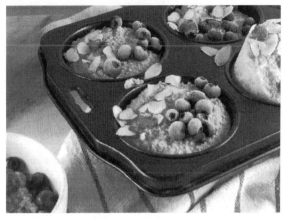

Ergiebigkeit: 4 Portionen

Zubereitungszeit: 5 Minuten

Zubereitungszeit: 6 Minuten

Schwierigkeitsgrad: Sehr leicht

Zutaten:

- 3 Tassen Wasser
- 1 Tasse Stahl-Haferflocken
- 2 Zimt Stangen

Vorbereitung:

1. Die Haferflocken, Wasser und Zimt Stangen in einem Schnellkochtopf.
2. Den Deckel schließen und 6 Minuten lang unter Druck kochen.
3. Lassen Sie den Druck schnell ab und entfernen Sie die Zimtstangen Stangen.
4. Die Haferflocken gut umrühren gut umrühren und zum Servieren anrichten.

Nährwertangaben pro Portion:

Kalorien	264
	% Tageswert*
Fett gesamt 4.2g	**5%**
Gesättigtes Fett 0,8 g	**4%**
Cholesterin 0mg	**0%**
Natrium 8mg	**0%**
Kohlenhydrate insgesamt 45,6 g	**17%**
Ballaststoffe 7.1g	**25%**
Zucker gesamt 0g	
Eiweiß 10g	
Vitamin D 0mcg	**0%**
Kalzium 16mg	**1%**
Eisen 0mg	**0%**
Kalium 6mg	**0%**

Sommerliches Gemüse-Eier-Rührei in der Pfanne

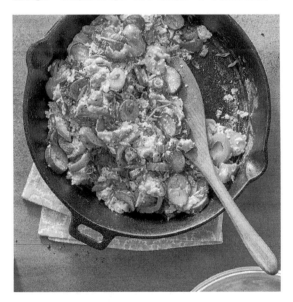

Ergiebigkeit: 4 Portionen

Zubereitungszeit: 10 Minuten

Kochzeit: 1 Minute 30 Sekunden

Schwierigkeitsgrad: Sehr leicht

Zutaten:

- 12 Unzen Babykartoffeln, in dünne Scheiben geschnitten
- 2 Esslöffel Olivenöl
- 1¼ Tassen Champignons, in dünne Scheiben geschnitten
- 1¼ Tassen Zucchini
- ½ Teelöffel Rosmarin
- 6 große, leicht geschlagene Eier
- ½ Teelöffel Salz
- 1¼ Tassen Paprikaschoten
- 3 Frühlingszwiebeln, in dünne Scheiben geschnitten, grüne und weiße Teile getrennt
- ½ Teelöffel Thymian
- 2 Tassen Babyspinat

Vorbereitung:

1. Olivenöl und Kartoffeln in eine gusseiserne Pfanne geben und unter ständigem Rühren etwa 8 Minuten kochen.
2. Paprika, Zucchini, Pilze und Frühlingszwiebeln hinzufügen.
3. Etwa 10 Minuten unter gelegentlichem Umrühren kochen, bis sie goldbraun sind.
4. Die Kräuter einrühren und das Gemüse an den Rand der Pfanne stellen.
5. Die Hitze auf mittlere bis niedrige Stufe schalten und die Eier mit dem Schalottengrün unterrühren.
6. Etwa 2 Minuten lang sanft verrühren und Babyspinat hinzufügen.
7. Vor dem Servieren vom Herd nehmen und mit Salz bestreuen.

Nährwertangaben pro Portion:

Kalorien	247
	% Tageswert*
Fett gesamt 14.9g	**19%**
Gesättigtes Fett 3,4 g	**17%**
Cholesterin 279mg	**93%**
Natrium 424mg	**18%**
Kohlenhydrate gesamt 17,4g	**6%**
Ballaststoffe 4g	**14%**
Gesamtzucker 3,8 g	
Eiweiß 13,8 g	
Vitamin D 105mcg	525%
Kalzium 101mg	8%
Eisen 6mg	32%
Kalium 801mg	17%

Beeren-Mandel-Smoothie-Bowl

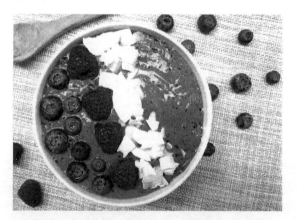

Ergiebigkeit: 2 Portionen
Zubereitungszeit: 10 Minuten
Schwierigkeitsgrad: Sehr leicht
Zutaten:

- ½ Tasse gefrorene, geschnittene Banane

- ⅔ Tasse gefrorene Himbeeren
- ½ Tasse reine Mandelmilch, ungesüßt
- ¼ Teelöffel gemahlener Zimt
- ⅛ Teelöffel Vanilleextrakt
- 1 Esslöffel Kokosnussflocken, ungesüßt
- 5 Esslöffel gehobelte Mandeln, geteilt
- ⅛ Teelöffel gemahlener Kardamom
- ¼ Tasse Heidelbeeren

Vorbereitung:

1. Banane, Himbeeren, Mandelmilch, Zimt, Kardamom, 3 Esslöffel Mandeln und Vanille in einem Mixer pürieren.
2. Den Smoothie in eine Schüssel umfüllen und mit Heidelbeeren, den restlichen 2 Esslöffeln Mandeln und Kokosnuss garnieren.

Nährwertangaben pro Portion:

Kalorien	244
	% Tageswert*
Fett gesamt 9.3g	**12%**
Gesättigtes Fett 1.5g	**7%**
Cholesterin 0mg	**0%**
Natrium 2mg	**0%**
Kohlenhydrate gesamt 37g	**13%**
Ballaststoffe 7,6 g	**27%**
Zucker gesamt 25.5g	
Eiweiß 6,9 g	
Vitamin D 20mcg	100%

Kalzium 133mg	10%
Eisen 2mg	10%
Kalium 364mg	8%

Joghurt-Himbeer-Müslischale

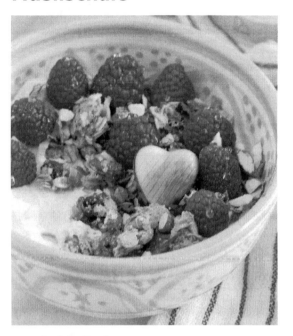

Ergiebigkeit: 1 Portion

Zubereitungszeit: 5 Minuten

Schwierigkeitsgrad: Sehr leicht

Zutaten:

- 1 Tasse fettarmer Naturjoghurt
- ½ Tasse Mini-Weizengrießflocken
- ¼ Tasse frische Himbeeren
- 2 Teelöffel Mini-Schokoladensplitter
- 1 Teelöffel Kürbiskerne
- ¼ Teelöffel gemahlener Zimt

Vorbereitung:

1. In eine Schüssel etwas Joghurt geben und mit Himbeeren, Weizenraspeln,

Schokoladenstückchen, Zimt und Kürbiskernen belegen.

Nährwertangaben pro Portion:

Kalorien	357
	% Tageswert*
Fett gesamt 7.3g	**9%**
Gesättigtes Fett 4g	**20%**
Cholesterin 15mg	**5%**
Natrium 215mg	**9%**
Kohlenhydrate insgesamt 53,9 g	**20%**
Ballaststoffe 6,9 g	**25%**
Zucker gesamt 28.1g	
Eiweiß 18,1 g	
Vitamin D 0mcg	0%
Kalzium 463mg	36%
Eisen 9mg	52%
Kalium 753mg	16%

Frühstückssalat mit Ei und Salsa Verde Vinaigrette

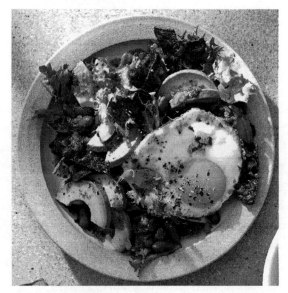

Ergiebigkeit: 2 Portionen

Zubereitungszeit: 10 Minuten

Schwierigkeitsgrad: Leicht

Zutaten:

- 3 Esslöffel Salsa verde
- 2 Esslöffel Koriander, gehackt
- 8 blaue Mais-Tortilla-Chips, in große Stücke gebrochen
- ¼ Avocado, in Scheiben geschnitten
- 1 Esslöffel kaltgepresstes Olivenöl, geteilt
- 2 Tassen Mesclun
- ½ Tasse rote Kidneybohnen in Dosen, abgespült
- 1 großes Ei

Vorbereitung:

1. In einer Schüssel die Salsa, die Hälfte des Öls und den Koriander vermischen.
2. In einer anderen Schüssel den Mesclun mit der Hälfte der Mischung vermischen.
3. Mit Pommes frites belegen, gefolgt von Bohnen und Avocado.
4. In einer kleinen Pfanne das Ei in dem restlichen Öl etwa 2 Minuten braten.
5. Das Ei auf dem Salat anrichten und mit der restlichen Salsa-Vinaigrette beträufeln.

Nährwertangaben pro Portion:

Kalorien	380
	% Tageswert*
Fett gesamt 17g	**22%**

Gesättigtes Fett 3.1g	**16%**
Cholesterin 93mg	**31%**
Natrium 255mg	**11%**
Kohlenhydrate gesamt 43g	**16%**
Ballaststoffe 12,2 g	**43%**
Gesamtzucker 1,7 g	
Eiweiß 17,7 g	
Vitamin D 9mcg	44%
Kalzium 110mg	8%
Eisen 5mg	26%
Kalium 795mg	17%

Gesunder Eierauflauf

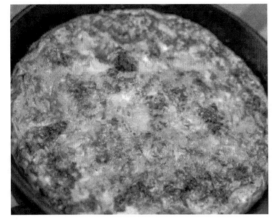

Ergiebigkeit: 2 Portionen

Zubereitungszeit: 5 Minuten

Zubereitungszeit: 30 Minuten

Schwierigkeitsgrad: Mittel

Zutaten:

- 4 große Eier, verquirlt
- 3½ Unzen Grünkohlaufgetaut
- 4 Esslöffel entrahmte Milch
- ¼ Teelöffel getrockneter Thymian
- 2 Prisen gemahlener schwarzer Pfeffer
- 1/8 Tasse scharfer Cheddar-Käse, geschreddert

- ¼ Teelöffel Dijon-Senf
- ¼ Teelöffel koscheres Salz
- 2 Prisen gemahlene Muskatnuss

Vorbereitung:

1. Stellen Sie die Temperatur des Ofens auf 350 Grad F ein und bestreichen Sie eine 9-Zoll-Kuchenform mit Ölspray.

2. Legen Sie den Grünkohl In die vorbereitete Kuchenform geben, nachdem die überschüssige Feuchtigkeit ausgedrückt wurde.

3. In einer Rührschüssel Milch und Eier verrühren, Salz, Pfeffer, Muskatnuss, Senf und Thymian.

4. Beträufeln Sie die Eier Mischung über den Grünkohl, gefolgt von Cheddar-Käse.

5. Etwa 30 Minuten backen und aus dem Ofen nehmen.

6. Zum Servieren jede Scheibe in sechs Stücke schneiden.

Nährwertangaben pro Portion:

Kalorien	**211**
	% Tageswert*
Fett gesamt 13.3g	**17%**
Gesättigtes Fett 5.2g	**26%**
Cholesterin 383mg	**128%**
Natrium 621mg	**27%**
Kohlenhydrate insgesamt 6,6 g	**2%**
Ballaststoffe 0,8 g	**3%**
Gesamtzucker 1,3 g	

Eiweiß 16,8 g

Vitamin D 36mcg	181%
Kalzium 201mg	15%
Eisen 3mg	16%
Kalium 385mg	8%

Blaubeer-Smoothie-Schale

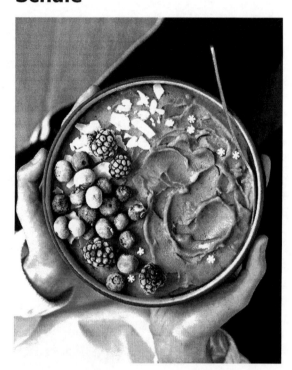

Ergiebigkeit: 2 Portionen

Zubereitungszeit: 10 Minuten

Zubereitungszeit: 0 Minuten

Schwierigkeitsgrad: Sehr leicht

Zutaten:

- 2 Tassen frische Himbeeren, aufgeteilt
- 2 gefrorene Bananen, geschält
- 1 Esslöffel Hanfsamen
- ½ Tasse Mandelmilch, ungesüßt

Vorbereitung:

1. In einen Mixer geben, Himbeeren, Bananen, Hanfsamen und Mandelmilch und gut pulsieren.
2. Die Mischung in 2 Servierschüsseln verteilen und mit dem Lieblingsbelag servieren.

Nährwertangaben pro Portion:

Kalorien	349
	% Tageswert*
Fett gesamt 18.9g	**24%**
Gesättigtes Fett 13g	**65%**
Cholesterin 0mg	**0%**
Natrium 11mg	**0%**
Kohlenhydrate insgesamt 45,5 g	**17%**
Ballaststoffe 12,6 g	**45%**
Zucker gesamt 21.9g	
Eiweiß 6,6 g	
Vitamin D 0mcg	0%
Kalzium 51mg	4%
Eisen 3mg	17%
Kalium 836mg	18%

Brei aus Banane und Erdnussbutter

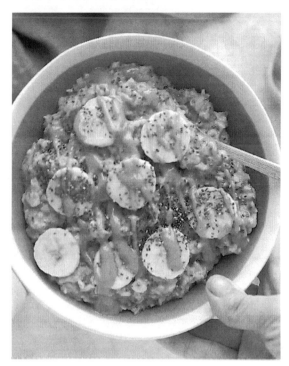

Ergiebigkeit: 2 Portionen

Zubereitungszeit: 10 Minuten

Schwierigkeitsgrad: Sehr leicht

Zutaten:

- ½ Esslöffel Erdnussbutter, erweicht
- 2 große reife Bananen, geschält und püriert
- ¼ Teelöffel gemahlener Zimt

Vorbereitung:

1. In einer großen Schüssel die Mandelbutter, zerdrückte Bananenund Zimt.
2. Gut umrühren und sofort servieren.

Nährwertangaben pro Portion:

Kalorien	**146**

	% Tageswert*
Fett gesamt 2.7g	**3%**
Gesättigtes Fett 0,3 g	**2%**
Cholesterin 0mg	**0%**
Natrium 2mg	**0%**
Kohlenhydrate gesamt 32g	**12%**
Ballaststoffe 4,1 g	**15%**
Zucker gesamt 16.8g	
Eiweiß 2,3 g	
Vitamin D 0mcg	0%
Kalzium 11mg	1%
Eisen 1mg	6%
Kalium 518mg	11%

Quinoa-Pudding über Nacht

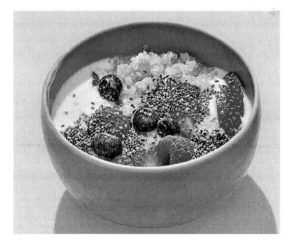

Ergiebigkeit: 2 Portionen

Zubereitungszeit: 5 Minuten

Schwierigkeitsgrad: Sehr leicht

Zutaten:

- 1 Tasse Quinoa, gekocht und abgekühlt

- ¾ Tasse einfacher Kefir
- 1 Esslöffel Chiasamen
- 2 Teelöffel reiner Ahornsirup
- ¼ Teelöffel Vanilleextrakt
- Eine Prise gemahlener Zimt
- 1 Tasse frische Beeren

Vorbereitung:

1. In einer Schüssel Quinoa mit Chiasamen, Kefir, Ahornsirup, Zimt und Vanille vermischen.
2. Über Nacht in den Kühlschrank stellen und mit Beeren garniert servieren.

Nährwertangaben pro Portion:

Kalorien	431
	% Tageswert*
Fett gesamt 7.3g	**9%**
Gesättigtes Fett 1.3g	**6%**
Cholesterin 4mg	**1%**
Natrium 53mg	**2%**
Kohlenhydrate insgesamt 72,2 g	**26%**
Ballaststoffe 10,5 g	**37%**
Zucker gesamt 11.3g	
Eiweiß 18,4 g	
Vitamin D 38mcg	188%
Kalzium 191mg	15%
Eisen 5mg	26%
Kalium 598mg	13%

Himbeer-Overnight-Müsli

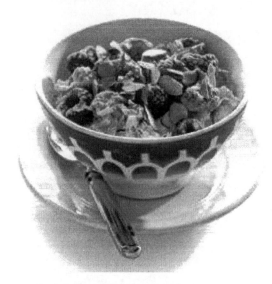

Ergiebigkeit: 1 Portion

Zubereitungszeit: 15 Minuten

Schwierigkeitsgrad: Leicht

Zutaten:

- ¾ Tasse Vanillejoghurt, fettfrei
- ½ Tasse Haferflocken, altmodisch
- ½ Tasse frische Himbeeren
- 1 Esslöffel Mandeln, geröstet und gehackt

Vorbereitung:

1. Joghurt und Haferflocken in einer mittelgroßen Schüssel vermengen.
2. Über Nacht in den Kühlschrank stellen und zum Servieren die Himbeeren und Mandeln untermischen.

Nährwertangaben pro Portion:

Kalorien	352
	% Tageswert*
Fett gesamt 8.3g	**11%**
Gesättigtes Fett 2.5g	**13%**

Cholesterin 11mg	**4%**
Natrium 132mg	**6%**
Kohlenhydrate insgesamt 49,3 g	**18%**
Ballaststoffe 8,9 g	**32%**
Zucker gesamt 16.3g	
Eiweiß 17,8 g	
Vitamin D 0mcg	0%
Kalzium 389mg	30%
Eisen 3mg	14%
Kalium 714mg	15%

Erdbeer-Ricotta-Toast

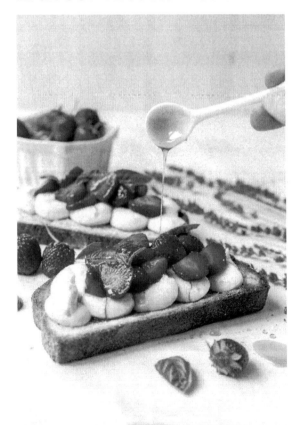

Ergiebigkeit: 2 Portionen

Zubereitungszeit: 5 Minuten

Zubereitungszeit: 15 Minuten

Schwierigkeitsgrad: Leicht

Zutaten:

- ½ Tasse teilentrahmter Ricotta-Käse
- 2 Scheiben Vollkornbrot
- 4 Esslöffel frische Erdbeeren
- 2 Teelöffel Ahornsirup
- 2 Teelöffel Mandelnin Scheiben geschnitten

Vorbereitung:

1. Die Brotscheiben auf Serviertabletts anordnen.
2. Erdbeeren hinzufügen, Ricotta und Mandeln auf jede Scheibe geben.
3. Mit Ahornsirup übergießen zum Servieren.

Nährwertangaben pro Portion:

Kalorien	**195**

	% Tageswert*
Fett gesamt 7.5g	**10%**
Gesättigtes Fett 3.1g	**16%**
Cholesterin 19mg	**6%**
Natrium 228mg	**10%**
Kohlenhydrate insgesamt 23,7 g	**9%**
Ballaststoffe 2,7 g	**10%**
Zucker gesamt 7g	
Eiweiß 11,6 g	
Vitamin D 0mcg	0%
Kalzium 239mg	18%
Eisen 1mg	8%
Kalium 120mg	3%

Spaghetti-Frittata

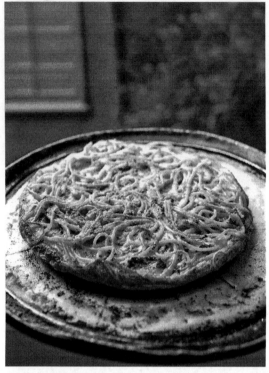

Ergiebigkeit: 2 Portionen

Zubereitungszeit: 10 Minuten

Zubereitungszeit: 10 Minuten

Schwierigkeitsgrad: Mittel

Zutaten:

- 2 Eier
- 1¼ Tassen Milch, fettfrei
- 1 Teelöffel Olivenöl
- Schwarzer Pfeffer, nach Geschmack
- 1 oz. Mozzarella-Käse, teilentrahmt und geraspelt
- 1¼ Tassen Spaghetti, Vollkorn, gekocht
- 1 Esslöffel frische Basilikumblätter, gehackt
- 4 Esslöffel Frühlingszwiebeln, gehackt
- 1 Eiweiß

Vorbereitung:

1. In einer Schüssel die Eier, das Eiweiß und den schwarzen Pfeffer verquirlen, bis alles gut vermischt ist.
2. In einer beschichteten Pfanne Olivenöl erhitzen und die Spaghetti etwa 2 Minuten bei mittlerer Hitze kochen.
3. Gleichmäßig mit der Eimischung bedecken und mit Käse, Frühlingszwiebeln und Basilikum bestreuen.
4. Etwa 8 Minuten kochen lassen und auf einer Platte anrichten und servieren.

Nährwertangaben pro Portion:

Kalorien	246
	% Tageswert*
Fett gesamt 16g	**20%**
Gesättigtes Fett 3,7 g	**19%**
Cholesterin 327mg	**109%**
Natrium 202mg	**9%**
Kohlenhydrate insgesamt 16,6 g	**6%**
Ballaststoffe 2,9 g	**10%**
Zucker gesamt 12,6g	
Eiweiß 11,4 g	
Vitamin D 31mcg	154%
Kalzium 50mg	4%
Eisen 2mg	12%

Kalium 241mg   5%

Kürbis-Omelette

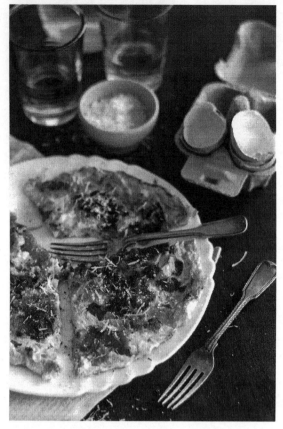

Ergiebigkeit: 2 Portionen

Zubereitungszeit: 10 Minuten

Zubereitungszeit: 10 Minuten

Schwierigkeitsgrad: Leicht

Zutaten:

- 3 Teelöffel Olivenöl, aufgeteilt
- ¼ Teelöffel gemahlener Zimt
- 1/8 Teelöffel Bio-Vanilleextrakt
- Eine Prise Salz
- 1 Tasse Kürbis, zerkleinert
- 4 Eier

Vorbereitung:

5. 1 Teelöffel Olivenöl zusammen mit Kürbis, Zimt und Muskatnuss in eine antihaftbeschichtete Pfanne geben und bei mittlerer Hitze anbraten. Etwa 5 Minuten braten, dabei einmal wenden.

6. In der Zwischenzeit Eier, Vanilleextrakt und Salz in einer Schüssel schaumig schlagen.

7. Das restliche Olivenöl in die Pfanne geben und diese Eimischung gleichmäßig über die Apfelscheiben träufeln.

8. Etwa 4 Minuten kochen lassen und das Omelett zum Servieren zusammenklappen.

Nährwertangaben pro Portion:

Kalorien	262
	% Tageswert*
Fett gesamt 10.8g	**14%**
Gesättigtes Fett 4,3 g	**21%**
Cholesterin 165mg	**55%**
Natrium 198mg	**9%**
Kohlenhydrate insgesamt 25,9 g	**9%**
Ballaststoffe 3,4 g	**12%**
Zucker gesamt 6.6g	
Eiweiß 17,6 g	
Vitamin D 15mcg	73%
Kalzium 192mg	15%
Eisen 2mg	9%
Kalium 198mg	4%

Haferflocken-Rhabarber-Brei

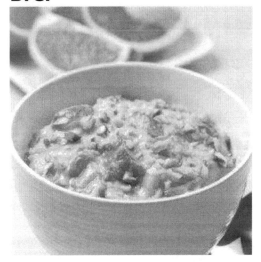

Ergiebigkeit: 2 Portionen

Zubereitungszeit: 10 Minuten

Zubereitungszeit: 15 Minuten

Schwierigkeitsgrad: Leicht

Zutaten:

- ½ Tasse Orangensaft
- 1½ Tassen Mandelmilch
- 1 Tasse Haferflocken, altmodisch
- ½ Teelöffel gemahlener Zimt
- 3 Esslöffel Ahornsirup
- 1 Tasse ½-Zoll-Stücke Rhabarber, frisch oder gefroren
- Eine Prise Salz
- 2 Esslöffel Pekannüsse, gehackt

Vorbereitung:

1. In einem mittelgroßen Kochtopf Mandelmilch, Haferflocken, Saft, Zimt, Rhabarber und Salz verrühren.
2. Bringen Sie das Ganze zum Kochen und schalten Sie dann die Hitze auf niedrig.
3. Mit dem Deckel abdecken und etwa 5 Minuten kochen, dabei häufig umrühren.
4. Von der Kochstelle nehmen und den Ahornsirup einrühren.
5. Mit Pekannüssen bestreuen und servieren.

Nährwertangaben pro Portion:

Kalorien	787
% Tageswert*	
Fett gesamt 55,9g	**72%**
Gesättigtes Fett 39,6 g	**198%**
Cholesterin 0mg	**0%**
Natrium 113mg	**5%**
Kohlenhydrate gesamt 69,5g	**25%**
Ballaststoffe 11.1g	**40%**
Zucker gesamt 30.7g	
Eiweiß 12g	
Vitamin D 0mcg	0%
Kalzium 139mg	11%
Eisen 6mg	35%
Kalium 1043mg	22%

Mittagessen-Rezepte

Eier mit Avocado und schwarzen Bohnen

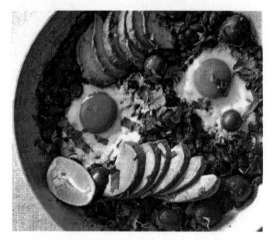

Ergiebigkeit: 2 Portionen

Zubereitungszeit: 5 Minuten

Zubereitungszeit: 5 Minuten

Schwierigkeitsgrad: Leicht

Zutaten:

- 1 rote Chilischote, entkernt und in dünne Scheiben geschnitten
- 2 Teelöffel Rapsöl
- 1 große Knoblauchzehe Gewürznelke, in Scheiben geschnitten
- 1 Tasse schwarze Bohnen
- ¼ Teelöffel Kreuzkümmel Samen
- ½ Tasse frischer Koriander, gehackt
- 2 große Eier
- ½ Dose Kirschtomaten
- 1 kleine Avocadohalbiert und in Scheiben geschnitten
- 1 Limette, in Spalten geschnitten

Vorbereitung

1. Geben Sie das Rapsöl, Chili und Knoblauch in eine beschichtete Pfanne geben und etwa 2 Minuten lang anbraten.
2. Die Eier aufschlagen in die beiden Ecken der Pfanne. Bohnen und Tomaten in die Pfanne geben Bohnen und Tomaten in die Pfanne geben, sobald sie fest sind, dann die Samen.
3. Die Pfanne vom Herd nehmen und mit Avocado und Koriander.
4. Die Limettenspalten auspressen Limettenspalten darüber geben und servieren.

Nährwertangaben pro Portion:

Kalorien	591
	% Tageswert*
Fett gesamt 35,9g	**46%**
Gesättigtes Fett 6,4 g	**32%**
Cholesterin 186mg	**62%**
Natrium 829mg	**36%**
Kohlenhydrate insgesamt 53,9 g	**20%**
Ballaststoffe 18g	**64%**
Zucker gesamt 5.6g	
Eiweiß 20,5 g	
Vitamin D 18mcg	88%

Kalzium 167mg	13%
Eisen 7mg	38%
Kalium 1375mg	29%

Mit Ahornsirup glasierte Putenbrüste

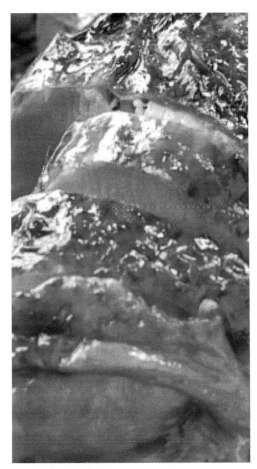

Ergiebigkeit: 2 Portionen

Zubereitungszeit: 10 Minuten

Zubereitungszeit: 15 Minuten

Schwierigkeitsgrad: Leicht

Zutaten:

- 1/8 Tasse Ahornsirup
- 2 (4 oz.) Putenbrüste ohne Knochen und ohne Hautleicht geklopft
- 1/8 Tasse Vollkornsenf
- ½ Teelöffel Knoblauch, gehackt
- 1 Teelöffel Olivenöl

Vorbereitung

1. Die Temperatur des Ofens auf 425 °F einstellen und ein Backblech leicht einfetten.
2. In einer Schüssel den AhornsirupSenf, Öl und Knoblauchzehen
3. Bestreichen Sie die Putenbrüste gleichmäßig mit dieser Mischung bestreichen und auf das Backblech legen.
4. Etwa 15 Minuten backen, aus dem Ofen nehmen und heiß servieren.

Nährwertangaben pro Portion:

Kalorien	298
	% Tageswert*
Fett gesamt 11.3g	**14%**
Gesättigtes Fett 2,7 g	**13%**
Cholesterin 101mg	**34%**
Natrium 167mg	**7%**
Kohlenhydrate insgesamt 14,4 g	**5%**
Ballaststoffe 0g	**0%**
Zucker gesamt 11.7g	
Eiweiß 32,9 g	
Vitamin D 0mcg	0%
Kalzium 31mg	2%
Eisen 2mg	9%

Kalium 319mg   7%

Curry mit Huhn und Spinat

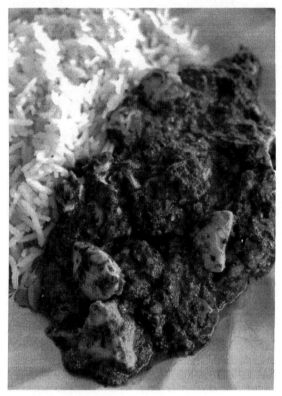

Ergiebigkeit: 2 Portionen

Zubereitungszeit: 15 Minuten

Zubereitungszeit: 30 Minuten

Schwierigkeitsgrad: Leicht

Zutaten:

- 1 Esslöffel Salz-freie Currypaste
- ½ Esslöffel Olivenöl
- ½ Pfund Hühnerbrüste ohne Haut und Knochen, gewürfelt
- ½ Tasse HühnerbrüheSalz-frei
- Gemahlener schwarzer Pfeffernach Geschmack
- ½ Tasse Kokosnussmilch, ungesüßt
- 1 Tasse Spinat

Vorbereitung:

1. Olivenöl und Currypaste in einen beschichteten Wok geben und Currypaste und bei mittlerer Hitze etwa 2 Minuten anbraten.
2. Das Huhn hinzufügen und etwa 10 Minuten kochen.
3. Kokosnussmilch und Brühe hinzufügen und Brühe hinzufügen und erhitzen, bis sie kocht.
4. Die Hitze herunterschalten und etwa 10 Minuten kochen lassen.
5. Spinat hinzufügen und schwarzen Pfeffer und etwa 5 Minuten kochen.
6. Auf Tellern anrichten und heiß servieren.

Nährwertangaben pro Portion:

Kalorien	**309**

	% Tageswert*
Fett gesamt 21.3g	**27%**
Gesättigtes Fett 14,4 g	**72%**
Cholesterin 49mg	**16%**
Natrium 428mg	**19%**
Kohlenhydrate gesamt 9g	**3%**
Ballaststoffe 3,2 g	**11%**
Gesamtzucker 3,4 g	
Eiweiß 22,6 g	
Vitamin D 0mcg	0%
Kalzium 42mg	3%
Eisen 2mg	13%

Kalium 325mg   7%

Oregano-Hähnchenbrust

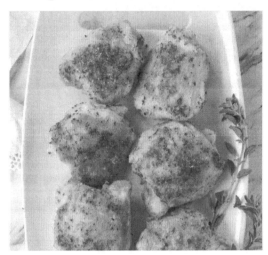

Ergiebigkeit: 2 Portionen

Zubereitungszeit: 10 Minuten

Zubereitungszeit: 16 Minuten

Schwierigkeitsgrad: Leicht

Zutaten:

- 2 (4 oz.) entbeinte, hautlose Hühnerbrüsteleicht geklopft
- ½ Esslöffel Olivenöl
- ½ Teelöffel getrockneter Oregano
- ½ Teelöffel Paprika
- Eine Prise Salz
- Gemahlener schwarzer Pfeffernach Geschmack

Vorbereitung

1. Die Temperatur des Ofens auf 425 °F einstellen und eine Auflaufform leicht einfetten.
2. In einer Schüssel den Oregano, Salzund schwarzer Pfeffer.

3. Diese Mischung großzügig über die Hühnerbrüste reiben.
4. Legen Sie die Hähnchenbrüste In einer einzigen Schicht auf die vorbereitete Auflaufform legen.
5. Etwa 15 Minuten backen, aus dem Ofen nehmen und heiß servieren.

Nährwertangaben pro Portion:

Kalorien	**248**
	% Tageswert*
Fett gesamt 12g	**15%**
Gesättigtes Fett 2,8 g	**14%**
Cholesterin 101mg	**34%**
Natrium 137mg	**6%**
Kohlenhydrate insgesamt 0,6 g	**0%**
Ballaststoffe 0,4 g	**1%**
Gesamtzucker 0,1g	
Eiweiß 32,9 g	
Vitamin D 0mcg	0%
Kalzium 24mg	2%
Eisen 2mg	9%
Kalium 295mg	6%

Vegane Superfood-Getreide-Schalen

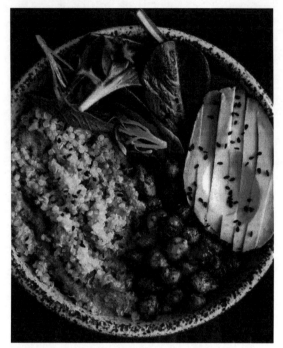

Ergiebigkeit: 4 Portionen

Zubereitungszeit: 10 Minuten

Zubereitungszeit: 5 Minuten

Schwierigkeitsgrad: Leicht

Zutaten:

- ½ Tasse Hummus
- 8 Unzen Quinoa, gekocht
- 2 Esslöffel Zitronensaft
- 2 Tassen ganze junge Rüben, in Scheiben geschnitten und gekocht
- 1 mittelgroße Avocado, in Scheiben geschnitten
- 5 Unzen Babygrünkohl
- 1 Tasse gefrorene geschälte Edamame, aufgetaut
- ¼ Tasse Sonnenblumenkerne, ungesalzen und geröstet

Vorbereitung

1. Hummus und Zitronensaft in einer kleinen Schüssel vermengen.
2. Die Hummus-Zitronen-Mischung in kleinen Behältern aufteilen.
3. Den Grünkohl auf 4 Servierplatten verteilen und mit Quinoa, Rote Bete, Edamame und Sonnenblumenkernen belegen.
4. Zum Servieren mit Avocado und Hummus-Dressing garnieren.

Nährwertangaben pro Portion:

Kalorien	471
	% Tageswert*
Fett gesamt 20.4g	**26%**
Gesättigtes Fett 3,4 g	**17%**
Cholesterin 0mg	**0%**
Natrium 178mg	**8%**
Kohlenhydrate insgesamt 57,2 g	**21%**
Ballaststoffe 13,3 g	**48%**
Zucker gesamt 3g	
Eiweiß 20g	
Vitamin D 0mcg	0%
Kalzium 144mg	11%
Eisen 5mg	30%
Kalium 864mg	

Curry-Heilbutt

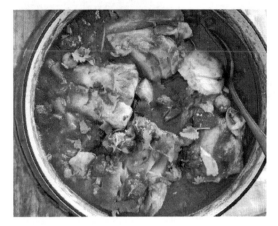

Ergiebigkeit: 2 Portionen

Zubereitungszeit: 10 Minuten

Zubereitungszeit: 25 Minuten

Schwierigkeitsgrad: Leicht

Zutaten:

- ½ Zwiebel, gehackt
- ½ Esslöffel Olivenöl
- 1 Esslöffel Currypulver
- 1½ Knoblauch Zehen, zerdrückt
- 1 (400 g) Dose Kichererbsen
- Schale von ½ Zitrone, in Spalten geschnitten
- 1 (½-Zoll) Stück Ingwergeschält und fein gerieben
- 1 Tasse Tomaten, gewürfelt
- 2 Heilbutt Filets
- ¼ Tasse Koriander, grob gehackt

Vorbereitung

1. In einer großen Pfanne das Öl und die Zwiebelnund etwa 3 Minuten anbraten.
2. Das Currypulver unterrührenIngwerund Knoblauchund weitere 2 Minuten kochen.
3. Die Tomaten hinzufügen, Kichererbsenund eine Prise Salz und Pfeffer.
4. Etwa 10 Minuten kochen lassen und dann den Heilbutt dazugeben..
5. Weitere 5 Minuten kochen lassen und mit Koriander und Zitronen Schale.
6. Servieren und genießen!

Nährwertangaben pro Portion:

Kalorien	306
	% Tageswert*
Fett gesamt 6.5g	**8%**
Gesättigtes Fett 0,7 g	**3%**
Cholesterin 55mg	**18%**
Natrium 437mg	**19%**
Kohlenhydrate insgesamt 36,2 g	**13%**
Ballaststoffe 8,2 g	**29%**
Gesamtzucker 3,8 g	
Eiweiß 27,7 g	
Vitamin D 0mcg	0%
Kalzium 75mg	6%
Eisen 3mg	17%
Kalium 534mg	11%

Gewürzte Entenbrust

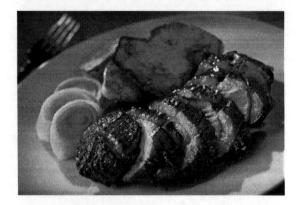

Ergiebigkeit: 2 Portionen

Zubereitungszeit: 10 Minuten

Zubereitungszeit: 12 Minuten

Schwierigkeitsgrad: Leicht

Zutaten:

- 1 Esslöffel Olivenöl
- ½ Teelöffel gemahlener Kreuzkümmel
- ¼ Teelöffel geräucherter Paprika
- Eine Prise Salz
- Gemahlener schwarzer Pfeffernach Bedarf
- 2 (4-oz.) Entenbrüste, ohne Knochen und ohne Haut

Vorbereitung:

1. Stellen Sie den Grill auf mittelhohe Hitze und fetten Sie den Grillrost leicht ein.
2. In einer Schüssel das OlivenölKreuzkümmel, Paprika, Salzund schwarzer Pfeffer.
3. Die Entenbrüste gleichmäßig gleichmäßig mit der Ölmischung einreiben.
4. Die Entenbrüste auf den Auf den Grill legen und etwa 6 Minuten pro Seite grillen.
5. Heiß servieren.

Nährwertangaben pro Portion:

Kalorien		278
	% Tageswert*	
Fett gesamt 15.6g		**20%**
Gesättigtes Fett 3.3g		**17%**
Cholesterin 101mg		**34%**
Natrium 176mg		**8%**
Kohlenhydrate insgesamt 0,4 g		**0%**
Ballaststoffe 0,2 g		**1%**
Zucker gesamt 0g		
Eiweiß 33g		
Vitamin D 0mcg		0%
Kalzium 23mg		2%
Eisen 2mg		10%
Kalium 292mg		6%

Chimichurri-Nudelschalen

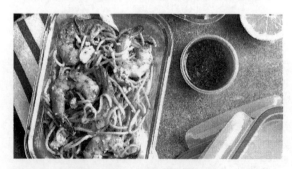

Ergiebigkeit: 4 Portionen

Zubereitungszeit: 5 Minuten

Schwierigkeitsgrad: Mittel

Zutaten:

Chimichurri-Soße

- 2 Tassen frische Blattpetersilie
- 3 Esslöffel Zitronensaft
- ½ Teelöffel zerstoßener roter Pfeffer
- ¼ Teelöffel gemahlener Pfeffer
- 5 Knoblauchzehen
- 1 Teelöffel getrockneter Oregano
- ½ Teelöffel Salz
- ½ Tasse kaltgepresstes Olivenöl

Nudelschalen

- 8 Tassen Zucchini-Nudeln
- 4 Unzen Vollkornspaghetti, gekocht
- 12 Unzen Garnelen, geschält und gekocht
- ¼ Tasse zerbröckelter Feta-Käse

Vorbereitung

1. Für die Chimichurri-Soße: Knoblauch, Öl, Petersilie, Zitronensaft, zerstoßenen roten Pfeffer, Oregano, Salz und Pfeffer in einer Küchenmaschine zerkleinern.
2. Für Nudelschalen: Spaghetti und Zucchininudeln in einer Schüssel anrichten und gut durchschwenken.
3. Mit Feta und Krabben belegen.
4. Die Chimichurri-Sauce dazugeben und sofort servieren.

Nährwertangaben pro Portion:

Kalorien	434
	% Tageswert*

Fett gesamt 29.6g		**38%**
Gesättigtes Fett 5,7 g		**29%**
Cholesterin 187mg		**62%**
Natrium 646mg		**28%**
Kohlenhydrate insgesamt 20,6 g		**7%**
Ballaststoffe 5,1 g		**18%**
Gesamtzucker 5,1g		
Eiweiß 26,2 g		
Vitamin D 0mcg		0%
Kalzium 218mg		17%
Eisen 4mg		20%
Kalium 963mg		20%

Huhn mit Cashewnüssen und Ananas

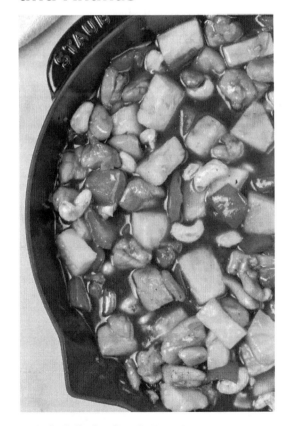

Ergiebigkeit: 2 Portionen

Zubereitungszeit: 15 Minuten

Zubereitungszeit: 15 Minuten

Schwierigkeitsgrad: Mittel

Zutaten:

- ¼ Tasse Zwiebeln, gehackt
- ¼ Esslöffel Olivenölextra-nativ
- ¼ Knoblauch Gewürznelke, gehackt
- 1 oz. Hühnerbrust ohne Haut und ohne Knochen, gewürfelt
- ½ Tomateentkernt und in Stücke geschnitten
- ½ Esslöffel Sojasauce, natriumarm
- Gemahlener schwarzer Pfeffernach Geschmack
- ¼ Teelöffel frischer Ingwer Wurzel, gehackt
- ½ Tasse Cashewnüsse
- ½ Tasse frische Ananas, gewürfelt
- 1 mittlere Paprikaentkernt und gewürfelt
- ¼ Esslöffel Apfelessig Apfelessig

Vorbereitung

1. In einem Wok mit Antihaftbeschichtung das Olivenöl und Zwiebeln bei mittlerer Hitze etwa 5 Minuten anbraten.
2. Knoblauch und Ingwer und etwa 1 Minute lang anbraten.
3. Das Hähnchen hineingeben und etwa 5 Minuten kochen lassen.
4. Fügen Sie die Ananas, Cashewnüsse, Tomatenund Paprikaschoten und etwa 6 Minuten kochen.
5. Sojasauce, Essig und Pfeffer hinzugeben.Essig und schwarzem Pfeffer und etwa 3 Minuten kochen lassen.
6. Auf Tellern anrichten und heiß servieren.

Nährwertangaben pro Portion:

Kalorien	**183**

	% Tageswert*
Fett gesamt 5.4g	**7%**
Gesättigtes Fett 1.4g	**7%**
Cholesterin 44mg	**15%**
Natrium 333mg	**14%**
Kohlenhydrate insgesamt 16,3 g	**6%**
Ballaststoffe 2,7 g	**10%**
Zucker gesamt 10.7g	
Eiweiß 18,8 g	
Vitamin D 0mcg	0%
Kalzium 24mg	2%
Eisen 1mg	7%
Kalium 322mg	7%

Hähnchen mit Harissa-Kichererbsen

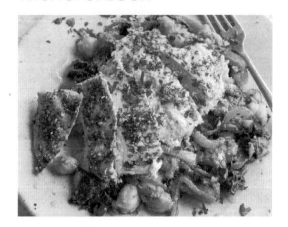

Ergiebigkeit: 2 Portionen

Zubereitungszeit: 5 Minuten

Zubereitungszeit: 10 Minuten

Schwierigkeitsgrad: Mittel

Zutaten:

- ½ Zwiebel, gehackt
- 1 Esslöffel Rapsöl
- ½ rote Paprika, fein geschnitten
- 2 Hühnerbrüste, gewürfelt
- 1 Dose Kichererbsen
- ¾ Esslöffel rote Harissa-Paste
- ½ gelbe Paprika, fein geschnitten
- ½ Esslöffel Za'atar
- ½ Tasse Babyspinat, verwelkt
- ¼ kleines Bündel Petersilie, fein gehackt

Vorbereitung:

1. In einer Pfanne 1 Esslöffel Rapsöl erhitzen und braten Sie die Zwiebeln und Paprika 7 Minuten bei mittlerer Hitze anbraten.
2. Reiben Sie das restliche Öl und die Za'atar Mischung über die Hühnerbrüste und bestreuen Sie sie mit Salz und Pfeffer bestreuen.
3. Erhöhen Sie die Temperatur des Grills und grillen Sie das Hähnchen 4 Minuten auf jeder Seite.
4. In einer Pfanne die Kichererbsen mit der Harissa-Paste und 2 Esslöffeln Wasser.
5. Aufwärmen und gut pürieren.
6. Die Kichererbsen mit der Paprika-Zwiebel-Mischung Mischung, Spinatund Petersilie.
7. Mit dem in Scheiben geschnittenen Hähnchen servieren.

Nährwertangaben pro Portion:

Kalorien	753
% Tageswert*	
Fett gesamt 24.6g	**32%**
Gesättigtes Fett 4.2g	**21%**
Cholesterin 130mg	**43%**
Natrium 170mg	**7%**
Kohlenhydrate gesamt 69,6g	**25%**
Ballaststoffe 19,5 g	**70%**
Zucker gesamt 13,5g	
Eiweiß 63,5g	
Vitamin D 0mcg	0%
Kalzium 159mg	12%
Eisen 9mg	51%

Kalium 1508mg   32%

Gemischtes Grün mit Linsen und Apfelspalten

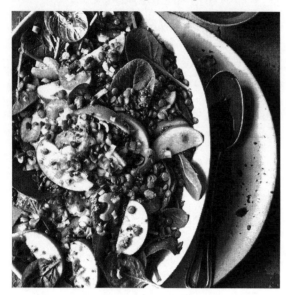

Ergiebigkeit: 2 Portionen

Zubereitungszeit: 20 Minuten

Schwierigkeitsgrad: Leicht

Zutaten:

- 1½ Tassen gemischter Blattsalat
- ½ Tasse gekochte Linsen
- 1 Apfel, entkernt und in Scheiben geschnitten, geteilt
- 1½ Esslöffel zerbröckelter Feta-Käse
- 1 Esslöffel Rotweinessig
- 2 Teelöffel kaltgepresstes Olivenöl

Vorbereitung:

1. Gemischten Blattsalat anrichten und mit Linsen, Feta und halben Apfelspalten belegen.
2. Mit Öl und Essig beträufeln.
3. Die restlichen Apfelspalten darüber garnieren und servieren.

Nährwertangaben pro Portion:

Kalorien	**304**
	% Tageswert*
Fett gesamt 7g	**9%**
Gesättigtes Fett 1,8 g	**9%**
Cholesterin 6mg	**2%**
Natrium 109mg	**5%**
Kohlenhydrate insgesamt 47,9 g	**17%**
Ballaststoffe 17,3 g	**62%**
Zucker gesamt 12,9g	
Eiweiß 15g	
Vitamin D 0mcg	0%
Kalzium 76mg	6%
Eisen 5mg	27%
Kalium 761mg	16%

Chipotle-Limetten-Blumenkohl-Taco-Schüsseln

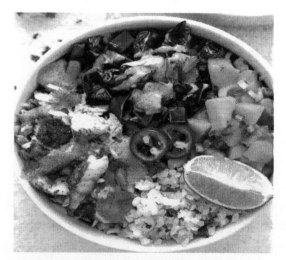

Ergiebigkeit: 4 Portionen

Zubereitungszeit: 10 Minuten

Zubereitungszeit: 5 Minuten

Schwierigkeitsgrad: Leicht

Zutaten:

- ¼ Tasse Limettensaft
- 2 Esslöffel Chipotles in Adobosauce, gehackt
- 1 Esslöffel Honig
- 1 rote Zwiebel, in dünne Scheiben geschnitten
- 1 Tasse Rotkohl, zerkleinert
- 2 Knoblauchzehen
- 2 Tassen gekochte Quinoa, abgekühlt
- 1 mittelgroße Avocado
- ½ Teelöffel Salz
- 1 Tasse schwarze Bohnen in Dosen ohne Salzzusatz, abgespült
- 1 Limette, in 4 Spalten geschnitten
- 1 Kopf Blumenkohl, in mundgerechte Stücke geschnitten
- ½ Tasse Queso Fresco, zerkrümelt

Vorbereitung

1. Die Temperatur des Ofens auf 450 Grad F einstellen und ein Backblech leicht einfetten.
2. Chipotles, Honig, Limettensaft, Knoblauch und Salz in einer Schüssel vermengen.
3. Den Blumenkohl in einer großen Schüssel mit der Soße bestreichen und auf das Backblech legen.
4. Mit Zwiebeln belegen und etwa 20 Minuten braten.
5. Quinoa in 4 Servierschalen verteilen und mit der Blumenkohlmischung, den schwarzen Bohnen und dem Käse anrichten.

Nährwertangaben pro Portion:

Kalorien	509
	% Tageswert*
Fett gesamt 11.6g	**15%**
Gesättigtes Fett 2.5g	**13%**
Cholesterin 0mg	**0%**
Natrium 151mg	**7%**
Kohlenhydrate insgesamt 76,9 g	**28%**
Ballaststoffe 20,7 g	**74%**
Zucker gesamt 4g	
Eiweiß 28,2 g	
Vitamin D 0mcg	0%
Kalzium 279mg	21%
Eisen 12mg	64%
Kalium 2132mg	45%

Abendessen-Rezepte

Gefüllte Rindfleisch-Tomaten

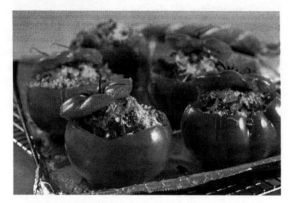

Ergiebigkeit: 2 Portionen

Zubereitungszeit: 15 Minuten

Schwierigkeitsgrad: Mittel

Zutaten:

- 6 oz. Rindfleisch, gekocht und zerkleinert
- ½ Tasse Staudensellerie, gehackt
- 3 Teelöffel Mayonnaise, fettarm
- 1 Teelöffel Olivenöl, nativ extra
- ¼ Tasse Kichererbsen, gekocht
- ½ Tasse Zwiebel, gehackt
- 3 Teelöffel griechischer Joghurt, fettfrei
- 1 Teelöffel Senf
- Schwarzer Pfeffer, nach Geschmack
- 2 große Tomaten, halbiert und entkernt

Vorbereitung:

1. In einer Schüssel alle Zutaten außer den Tomaten gründlich vermischen.

2. Die Rindfleischmischung gleichmäßig in die Tomatenhälften füllen.

3. Sofort servieren.

Nährwertangaben pro Portion:

Kalorien	384
	% Tageswert*
Fett gesamt 12,5g	**16%**
Gesättigtes Fett 2.9g	**15%**
Cholesterin 78mg	**26%**
Natrium 145mg	**6%**
Kohlenhydrate gesamt 30.6g	**11%**
Ballaststoffe 7,8 g	**28%**
Zucker gesamt 11.1g	
Eiweiß 38,2 g	
Vitamin D 0mcg	0%
Kalzium 77mg	6%
Eisen 18mg	102%
Kalium 1113mg	24%

Auflauf mit Huhn und grünen Bohnen

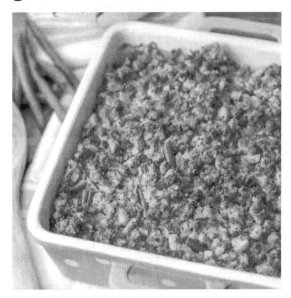

Ergiebigkeit: 2 Portionen

Zubereitungszeit: 10 Minuten

Zubereitungszeit: 45 Minuten

Schwierigkeitsgrad: Leicht

Zutaten:

- 1 lb. grüne Bohnen, geputzt
- 1½ Esslöffel Olivenöl, kaltgepresst
- 1½ Knoblauch Zehen, gehackt
- 1½ Hähnchenschenkel, ohne Haut und ohne Knochen
- ¼ Teelöffel getrockneter Rosmarinzerkleinert
- ¼ Teelöffel getrockneter Oreganozerkleinert
- Schwarzer Pfeffernach Geschmack

Vorbereitung:

1. Stellen Sie die Temperatur des Ofens auf 375 °F und fetten Sie eine große Auflaufform leicht ein.

2. Nehmen Sie eine große Schüssel und geben Sie alle Zutaten hinein, damit sie sich gut verteilen.

3. Nun die grünen Bohnen auf den Boden des Tellers legen und mit den Hähnchenbrüsten schichten.

4. Etwa 45 Minuten backen und zum Servieren aus dem Ofen nehmen.

Nährwertangaben pro Portion:

Kalorien	**310**

	% Tageswert*
Fett gesamt 18.5g	**24%**
Gesättigtes Fett 3,7 g	**18%**
Cholesterin 93mg	**31%**
Natrium 106mg	**5%**
Kohlenhydrate gesamt 4g	**1%**
Ballaststoffe 1,4 g	**5%**
Gesamtzucker 0,8g	
Eiweiß 31,8 g	
Vitamin D 0mcg	0%
Kalzium 46mg	4%
Eisen 2mg	10%
Kalium 413mg	9%

Truthahn-Erdbeer-Salat-Wraps

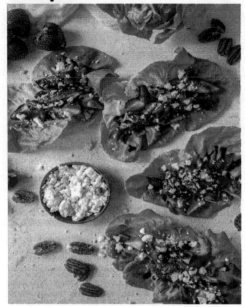

Ergiebigkeit: 2 Portionen

Zubereitungszeit: 20 Minuten

Zubereitungszeit: 30 Minuten

Schwierigkeitsgrad: Leicht

Zutaten:

- 6 oz. gekochter Truthahn, in Streifen geschnitten
- ½ Tasse frische Erdbeeren, geschält und in dünne Scheiben geschnitten
- 1 kleine Salatgurke, in dünne Scheiben geschnitten
- 1 Esslöffel frische Minze Blätter, gehackt
- 4 große Kopfsalatblätter Blätter

Vorbereitung:

1. In einer Glasschüssel alle Zutaten außer den Salatblättern vermischen und schwenken Sie sie vorsichtig, um sie gut zu bedecken.

2. Legen Sie die Salatblätter auf Serviertellern anrichten.

3. Die Truthahnmischung gleichmäßig auf jedem Blatt verteilen und sofort servieren.

Nährwertangaben pro Portion:

Kalorien	201
% Tageswert*	
Fett gesamt 6.7g	**9%**
Gesättigtes Fett 1,8 g	**9%**
Cholesterin 76mg	**25%**
Natrium 79mg	**3%**
Kohlenhydrate insgesamt 9,4 g	**3%**
Ballaststoffe 1,9 g	**7%**
Zucker gesamt 4.6g	
Eiweiß 26,1 g	
Vitamin D 0mcg	0%
Kalzium 49mg	4%
Eisen 3mg	15%
Kalium 538mg	11%

Knoblauch Prime Rippenbraten

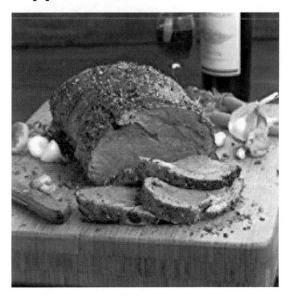

Ergiebigkeit: 2 Portionen

Zubereitungszeit: 8 Minuten

Zubereitungszeit: 1 Stunde 35 Minuten

Schwierigkeitsgrad: Leicht

Zutaten:

- ¼ Teelöffel getrockneter Thymian, zerkleinert
- 1 Knoblauch Gewürznelke, gehackt
- 1/8 Rippenbraten
- Eine Prise Salz
- Schwarzer Pfeffernach Geschmack

Vorbereitung:

1. Die Temperatur des Ofens auf 500 °F einstellen und einen Bräter leicht einfetten.
2. In einer Schüssel den Knoblauch, Thymian, Öl, Salzund schwarzer Pfeffer.
3. Reiben Sie die Knoblauch Die Mischung gleichmäßig auf den Rippenbraten auftragen.
4. Den Braten mit der Fettseite nach oben in eine große Bratpfanne legen und eine Stunde lang marinieren.
5. In den Ofen schieben und etwa 20 Minuten rösten.
6. Nun die Temperatur auf 325° F stellen und etwa 75 Minuten rösten.
7. Aus dem Ofen nehmen und den Rippenbraten auf ein Schneidebrett legen.
8. Schneiden Sie die Rippenküste in Scheiben der gewünschten Größe und servieren Sie sie.

Nährwertangaben pro Portion:

Kalorien	242
	% Tageswert*
Fett gesamt 17.9g	**23%**
Gesättigtes Fett 7.1g	**36%**
Cholesterin 60mg	**20%**
Natrium 583mg	**25%**
Kohlenhydrate gesamt 2g	**1%**
Ballaststoffe 0,1 g	**0%**
Zucker gesamt 0g	
Eiweiß 16,8 g	
Vitamin D 0mcg	**0%**

Kalzium 7mg	1%
Eisen 0mg	1%
Kalium 10mg	0%

Schweinslende mit Zitrone

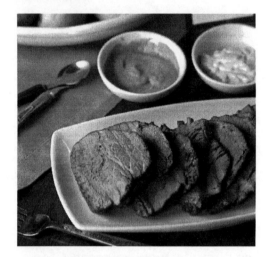

Ergiebigkeit: 2 Portionen

Zubereitungszeit: 15 Minuten

Zubereitungszeit: 30 Minuten

Schwierigkeitsgrad: Leicht

Zutaten:

- ¼ Tasse frische gemischte Kräuter, gehackt
- 1 Knoblauch Gewürznelke, gehackt
- ¼ Teelöffel frische Zitrone Schale, gerieben
- ¼ Esslöffel frische Zitrone Saft
- Schwarzer Pfeffernach Geschmack
- 1½ Esslöffel Olivenöl
- Eine Prise Salz
- ½ lb. Schweinefilet

Vorbereitung:

1. Die Temperatur des Ofens auf 425 Grad einstellen und ein Backblech leicht einfetten.
2. In einer großen Schüssel alle Zutaten außer dem Schweinefilet gründlich vermischen.
3. Das Schweinefilet hinzufügen und großzügig mit der Kräutermischung bestreichen.
4. Etwa 45 Minuten im Kühlschrank marinieren lassen.
5. Das Schweinefilet auf das auf das Backblech legen und etwa 30 Minuten lang backen.
6. Aus dem Ofen nehmen und vor dem Servieren in die gewünschten Scheiben schneiden.

Nährwertangaben pro Portion:

Kalorien	387
% Tageswert*	
Fett gesamt 22g	**28%**
Gesättigtes Fett 6,4 g	**32%**
Cholesterin 136mg	**45%**
Natrium 104mg	**5%**
Kohlenhydrate insgesamt 2,6 g	**1%**
Ballaststoffe 1,4 g	**5%**
Gesamtzucker 0,2g	
Eiweiß 43,3 g	
Vitamin D 0mcg	0%
Kalzium 97mg	7%

Eisen 4mg	24%
Kalium 652mg	14%

Regenbogen-Getreide-Bowl mit Cashew-Tahini-Sauce

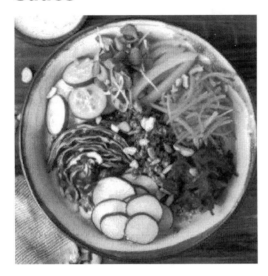

Ergiebigkeit: 2 Portionen

Zubereitungszeit: 20 Minuten

Schwierigkeitsgrad: Leicht

Zutaten:

- ½ Tasse Wasser
- ¾ Tasse Cashewnüsse, ungesalzen
- ¼ Tasse Petersilienblätter, verpackt
- 1 Esslöffel Olivenöl, natives Olivenöl extra
- ¼ Teelöffel Salz
- ½ Tasse Quinoa, gekocht
- ¼ Tasse rohe Rüben, gerieben
- ¼ Tasse Karotte, gerieben
- 1 Esslöffel Cashewnüsse, geröstet und gehackt
- 1 Esslöffel Apfelessig
- ½ Teelöffel Tamari mit reduziertem Natriumgehalt
- ½ Tasse Linsen, gekocht
- ½ Tasse Rotkohl, zerkleinert
- ¼ Tasse Paprika, gewürfelt
- ¼ Tasse Gurke, in Scheiben geschnitten

Vorbereitung:

1. Cashews, Wasser, Petersilie, Zitronensaft, Öl, Tamari und Salz in einem Mixer pürieren.
2. Quinoa und Linsen in einer Schüssel anrichten.
3. Mit Rüben, Kohl, Paprika, Gurken und Karotten belegen.
4. 2 Esslöffel der Cashewsauce darüber geben.
5. Mit Cashewnüssen garniert servieren.

Nährwertangaben pro Portion:

Kalorien	810
	% Tageswert*
Fett gesamt 42g	**54%**
Gesättigtes Fett 7.7g	**38%**
Cholesterin 0mg	**0%**
Natrium 427mg	**19%**
Kohlenhydrate insgesamt 85,2 g	**31%**
Ballaststoffe 21,4 g	**77%**
Gesamtzucker 8,4 g	
Eiweiß 30,2 g	
Vitamin D 0mcg	0%
Kalzium 109mg	8%
Eisen 11mg	59%

Kalium 1321mg   28%

Rinderrindbrust

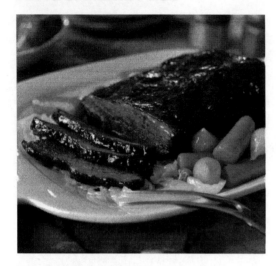

Ergiebigkeit: 8 Portionen

Zubereitungszeit: 15 Minuten

Zubereitungszeit: 13 Minuten

Schwierigkeitsgrad: Mittel

Zutaten:

- 1 Esslöffel Olivenöl
- 2½ Pfund Rinderbrust, in Scheiben geschnitten
- Schwarzer Pfeffer, nach Geschmack
- 1½ Tassen gehackte Zwiebeln
- 4 Knoblauchzehen, zerdrückt und geschält
- 1 Teelöffel getrockneter Thymian
- 1 Dose (14,5 Unzen) Tomaten ohne Salzzusatz und Flüssigkeit
- ¼ Tasse Rotweinessig
- 1 Tasse Rotwein

Vorbereitung:

1. Die Temperatur des Ofens auf 350 °F einstellen und ein Backblech leicht einfetten.
2. Die Rinderbrust mit Pfeffer bestreuen und in 1 Esslöffel Öl bei mittlerer Hitze anbraten.
3. Das Fleisch etwa 6 Minuten braten, dabei gelegentlich wenden.
4. Das Bruststück auf einem Teller anrichten.
5. Zwiebeln, Knoblauch und Thymian in den Topf geben und etwa 4 Minuten kochen.
6. Tomaten, Essig und Wein hinzufügen und gründlich aufkochen.
7. Das Rindfleisch in den Topf geben und den Deckel schließen.
8. Den Topf in den Ofen schieben und etwa 3 Stunden lang kochen.
9. Auf Tellern anrichten und warm servieren.

Nährwertangaben pro Portion:

Kalorien	325
	% Tageswert*
Fett gesamt 10.7g	**14%**
Gesättigtes Fett 3,6 g	**18%**
Cholesterin 127mg	**42%**
Natrium 99mg	**4%**
Kohlenhydrate insgesamt 5,5 g	**2%**
Ballaststoffe 1,2 g	**4%**
Gesamtzucker 2,5g	
Eiweiß 43,8 g	

Vitamin D 0mcg	0%
Kalzium 20mg	2%
Eisen 27mg	151%
Kalium 766mg	16%

Sardine mit Kapern und Oliven

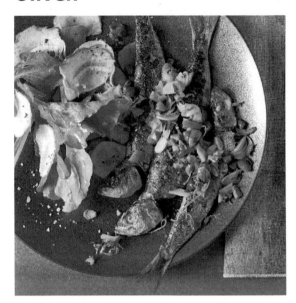

Ergiebigkeit: 2 Portionen

Zubereitungszeit: 6 Minuten

Zubereitungszeit: 20 Minuten

Schwierigkeitsgrad: Mittel

Zutaten:

- 1 Esslöffel Olivenöl
- 1 Esslöffel Kapern, abgetropft
- 6 frische Sardinen, gesäubert und geschuppt
- 1 Tasse frische Petersilie Blätter, gehackt
- ½ Esslöffel frischer Oregano, gehackt
- ½ Teelöffel frische Zitrone Schale, fein gerieben
- Eine Prise Salz
- ¼ Tasse grüne Oliven, entkernt und gehackt
- 1 Knoblauch Gewürznelke, in dünne Scheiben geschnitten
- Schwarzer Pfeffernach Geschmack

Vorbereitung:

1. Die Temperatur des Ofens auf 400 °F einstellen.
2. Die Sardinen mit Salz leicht mit Salz und schwarzem Pfeffer.
3. Das Öl und die Sardinen in eine große Pfanne geben und etwa 3 Minuten bei mittlerer Hitze braten.
4. Die Sardinen wenden und die restlichen Zutaten unterrühren.
5. Die Sardinenmischung Mischung in den Ofen schieben und etwa 5 Minuten backen.
6. Aus dem Ofen nehmen und zum Servieren anrichten.

Nährwertangaben pro Portion:

Kalorien	229
	% Tageswert*
Fett gesamt 15.7g	**20%**
Gesättigtes Fett 2.2g	**11%**
Cholesterin 102mg	**34%**
Natrium 595mg	**26%**
Kohlenhydrate insgesamt 3,5 g	**1%**
Ballaststoffe 1,7 g	**6%**
Gesamtzucker 0,4g	

Eiweiß 19g

Vitamin D 196mcg	979%
Kalzium 340mg	26%
Eisen 5mg	26%
Kalium 481mg	10%

Zitroniger Kabeljau

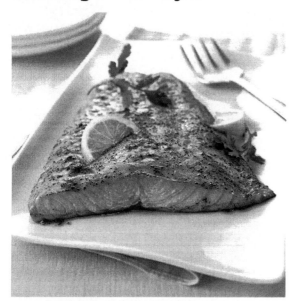

Ergiebigkeit: 2 Portionen

Zubereitungszeit: 10 Minuten

Zubereitungszeit: 10 Minuten

Schwierigkeitsgrad: Leicht

Zutaten:

- ½ Esslöffel frische Zitrone Schale, gerieben
- 1 Knoblauch Gewürznelke, gehackt
- 1 Esslöffel Olivenölextra-nativ
- ½ Prise Salz
- 2 (4-oz.) Kabeljau Filets, ohne Gräten und ohne Haut
- 1 Esslöffel frische Zitrone Saft
- Schwarzer Pfeffernach Geschmack

Vorbereitung:

1. Stellen Sie den Grill auf mittelhohe Hitze und fetten Sie den Grillrost leicht ein.
2. Alle Zutaten in einer Schüssel vermengen und gut durchschwenken.
3. Legen Sie die Kabeljaufilets Die Kabeljaufilets auf den Grill legen und etwa 5 Minuten pro Seite garen.
4. Auf Tellern anrichten und heiß servieren.

Nährwertangaben pro Portion:

Kalorien	215
	% Tageswert*
Fett gesamt 14.1g	**18%**
Gesättigtes Fett 2.1g	**10%**
Cholesterin 50mg	**17%**
Natrium 91mg	**4%**
Kohlenhydrate insgesamt 1g	**0%**
Ballaststoffe 0,2 g	**1%**
Gesamtzucker 0,3g	
Eiweiß 22,2 g	
Vitamin D 0mcg	0%
Kalzium 44mg	3%
Eisen 1mg	4%
Kalium 456mg	10%

Flankensteak mit Kräutern

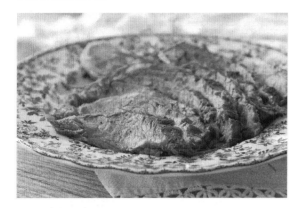

Ergiebigkeit: 2 Portionen

Zubereitungszeit: 10 Minuten

Zubereitungszeit: 10 Minuten

Schwierigkeitsgrad: Leicht

Zutaten:

- 2 (4 oz.) Flankensteaks, geputzt
- 1 Esslöffel Olivenölextra-nativ
- 1 Teelöffel frisches Basilikum
- 1½ Esslöffel frischer Rosmarin, gehackt
- Schwarzer Pfeffer, nach Bedarf
- 1 Prise Salz

Vorbereitung:

1. Die Steaks mit Rosmarin bestreuen, Basilikum, Salz und schwarzem Pfeffer.
2. Das Olivenöl und die gewürzten Steaks in einen Wok mit Antihaftbeschichtung geben und die gewürzten Steaks und braten Sie die Steaks etwa 5 Minuten pro Seite bei mittlerer Hitze.
3. Auf einer Platte anrichten und sofort servieren.

Nährwertangaben pro Portion:

Kalorien	288
% Tageswert*	
Fett gesamt 16,8g	**22%**
Gesättigtes Fett 5.1g	**25%**
Cholesterin 62mg	**21%**
Natrium 104mg	**5%**
Kohlenhydrate insgesamt 1,6 g	**1%**
Ballaststoffe 1.1g	**4%**
Zucker gesamt 0g	
Eiweiß 31,7 g	
Vitamin D 0mcg	0%
Kalzium 49mg	4%
Eisen 3mg	16%
Kalium 407mg	9%

Lamm mit Rosenkohl

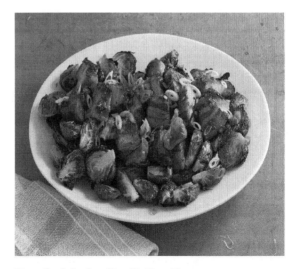

Ergiebigkeit: 2 Portionen

Zubereitungszeit: 15 Minuten

Zubereitungszeit: 10 Minuten

Schwierigkeitsgrad: Leicht

Zutaten:

- ½ lb. Lammfleisch, geputzt und gewürfelt
- ½ Esslöffel Olivenöl
- ¼ lb. Rosenkohl, geputzt und halbiert
- 1 Esslöffel natriumarme Sojasauce
- Gemahlener schwarzer Pfeffernach Bedarf
- ½ Knoblauch Zehen, gehackt
- ¼ Esslöffel Balsamico-Essig
- ¼ Frühlingszwiebel, in Scheiben geschnitten

Vorbereitung:

1. In einem Wok mit Antihaftbeschichtung das Olivenöl und das Lammfleisch etwa 4 Minuten bei mittlerer Hitze anbraten.
2. Rosenkohl hinzufügen und Knoblauch und etwa 4 Minuten unter Rühren braten.
3. Sojasauce einstreuen, Essig und schwarzen Pfeffer und etwa 2 Minuten kochen lassen.
4. Die Frühlingszwiebeln unterrühren anrichten und heiß servieren.

Nährwertangaben pro Portion:

Kalorien	**212**

% Tageswert*

Fett gesamt 8.3g		**11%**
Gesättigtes Fett 1.9g		**9%**
Cholesterin 69mg		**23%**
Natrium 367mg		**16%**
Kohlenhydrate insgesamt 7,7 g		**3%**
Ballaststoffe 2,9 g		**11%**
Gesamtzucker 2g		
Eiweiß 27,8 g		
Vitamin D 0mcg		0%
Kalzium 35mg		3%
Eisen 2mg		12%
Kalium 705mg		15%

Rosmarin-Schweinefilet

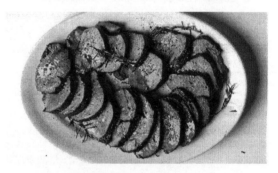

Ergiebigkeit: 2 Portionen

Zubereitungszeit: 10 Minuten

Zubereitungszeit: 50 Minuten

Schwierigkeitsgrad: Leicht

Zutaten:

- 1 Knoblauch Gewürznelke, gehackt
- ¼-lb. Schweinefilet, zurechtgeschnitten
- ¼ Esslöffel frischer Rosmarin, gehackt

- Gemahlener schwarzer Pfeffernach Bedarf
- Eine Prise Salz
- ¼ Esslöffel Olivenöl

Vorbereitung:

1. Die Temperatur des Ofens auf 500 °F einstellen und einen Bräter leicht einfetten.
2. Das Schweinefilet in den Bratentopf legen.
3. Den Braten mit Knoblauch abreiben, Rosmarin, Salzund schwarzem Pfefferund mit Öl beträufeln.
4. In den Ofen schieben und etwa 50 Minuten lang rösten.
5. Aus dem Ofen nehmen und vor dem Servieren in die gewünschten Scheiben schneiden.

Nährwertangaben pro Portion:

Kalorien	246

	% Tageswert*
Fett gesamt 11.6g	**15%**
Gesättigtes Fett 4.1g	**21%**
Cholesterin 104mg	**35%**
Natrium 79mg	**3%**
Kohlenhydrate insgesamt 0,5 g	**0%**
Ballaststoffe 0,1 g	**1%**
Zucker gesamt 0g	
Eiweiß 32,9 g	
Vitamin D 0mcg	0%
Kalzium 24mg	2%
Eisen 2mg	13%
Kalium 412mg	9%

Garlicy Schellfisch

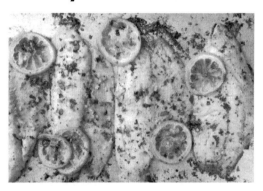

Ergiebigkeit: 2 Portionen

Zubereitungszeit: 10 Minuten

Zubereitungszeit: 8 Minuten

Schwierigkeitsgrad: Leicht

Zutaten:

- 1 Esslöffel Olivenöl
- 2 (4-oz.) Schellfisch Filets, ohne Haut
- 1½ Knoblauch Zehen, gehackt
- 1½ Esslöffel HühnerbrüheSalz-frei
- Eine Prise Salz
- Gemahlener schwarzer Pfeffernach Geschmack

Vorbereitung:

1. Olivenöl und Schellfisch in einen großen Wok geben und etwa 3 Minuten bei mittlerer Hitze garen.
2. Die Seite umdrehen und die Knoblauchzehen einrühren
3. Etwa 2 Minuten kochen lassen und die Brühe einrühren.

4. Die Brühe hinzufügen und etwa 3 Minuten kochen lassen.
5. Auf Tellern anrichten und heiß servieren.

Nährwertangaben pro Portion:

Kalorien	**159**

	% Tageswert*
Fett gesamt 8.1g	**10%**
Gesättigtes Fett 1.5g	**7%**
Cholesterin 55mg	**18%**
Natrium 115mg	**5%**
Kohlenhydrate insgesamt 0,8 g	**0%**
Ballaststoffe 0,1 g	**0%**
Gesamtzucker 0,1g	
Eiweiß 21,5 g	
Vitamin D 0mcg	0%
Kalzium 25mg	2%
Eisen 1mg	7%
Kalium 19mg	0%

Smoothies

Schokoladen-Bananen-Protein-Smoothie

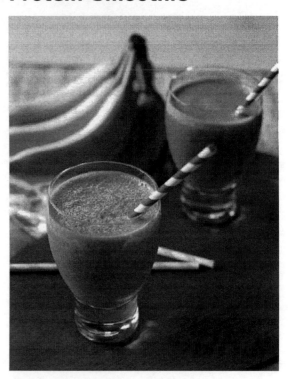

Ergiebigkeit: 2 Portionen

Zubereitungszeit: 5 Minuten

Schwierigkeitsgrad: Sehr leicht

Zutaten:

- ½ Tasse gekochte rote Linsen
- 1 Banane, gefroren
- ½ Tasse fettfreie Milch
- 1 Teelöffel reiner Ahornsirup
- 2 Teelöffel Kakaopulver, ungesüßt

Vorbereitung:

1. Alle Zutaten vermischen und in den Mixer geben.
2. Gut mischen und servieren!

Variationstipp: Sie können das Eis hinzufügen.

Nährwertangaben pro Portion:

Kalorien	**515**
	% Tageswert*

Fett gesamt 1.9g	**2%**
Gesättigtes Fett 0,6 g	**3%**
Cholesterin 2mg	**1%**
Natrium 73mg	**3%**
Kohlenhydrate gesamt 97.1g	**35%**
Ballaststoffe 33.6g	**120%**
Zucker gesamt 26.4g	
Eiweiß 30,8 g	

Cantaloupe-Wassermelone-Smoothie

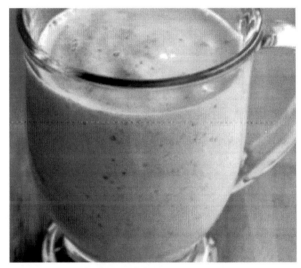

Ergiebigkeit: 2 Portionen

Zubereitungszeit: 5 Minuten

Schwierigkeitsgrad: Sehr leicht

Zutaten:

- 1 Tasse Cantaloupe, aufgeschnitten
- 1½ Tassen Wassermelone entkernt, aufgeschnitten
- ½ Tasse Naturjoghurt, fettarm
- 1 Stück Kantaloupe
- ¼ Tasse Orange Saft

Vorbereitung:

1. Alle Zutaten vermischen und in den Mixer geben.
2. Gut mischen und servieren!

Variationstipp: Sie können jeden beliebigen Fruchtsaft verwenden.

Nährwertangaben pro Portion:

Kalorien	**114**

	% Tageswert*
Fett gesamt 1g	**1%**
Gesättigtes Fett 0,7 g	**3%**
Cholesterin 4mg	**1%**
Natrium 59mg	**3%**
Kohlenhydrate gesamt 24g	**9%**
Ballaststoffe 1,5 g	**5%**
Zucker gesamt 22.4g	
Eiweiß 4,7 g	
Vitamin D 0mcg	0%
Kalzium 127mg	10%
Eisen 1mg	5%
Kalium 500mg	11%

Mango-Ingwer-Smoothie

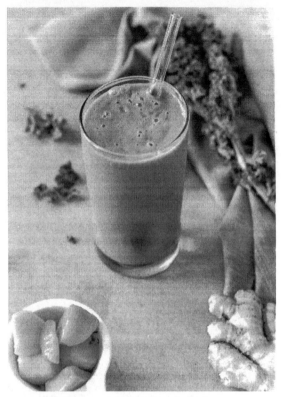

Ergiebigkeit: 1 Portion

Zubereitungszeit: 5 Minuten

Schwierigkeitsgrad: Sehr leicht

Zutaten:

- 1 Tasse Mango-Stücke, gefroren
- ½ Tasse gekochte rote Linsen, abgekühlt
- ¾ Tasse Karottensaft
- 1 Teelöffel Honig
- 3 Eiswürfel
- 1 Teelöffel frischer Ingwer, gehackt
- Eine Prise gemahlener Kardamom

Vorbereitung:

1. Mango, Linsen, Karottensaft, Honig, Ingwer, Kardamom und Eiswürfel zusammen in den Mixer geben.

2. Gut mischen und servieren!

Variationstipp: Sie können mehr Kardamom hinzufügen, um die Köstlichkeit zu erhöhen..

Nährwertangaben pro Portion:

Kalorien	500
	% Tageswert*
Fett gesamt 1.8g	**2%**
Gesättigtes Fett 0,3 g	**2%**
Cholesterin 0mg	**0%**
Natrium 65mg	**3%**
Kohlenhydrate gesamt 97,7g	**36%**
Ballaststoffe 34,3 g	**122%**
Zucker gesamt 34.4g	
Eiweiß 27g	

Rüben-Wassermelonen-Bananen-Smoothie

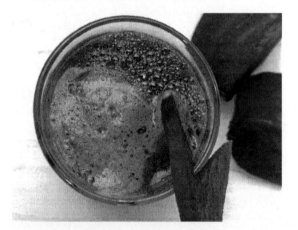

Ergiebigkeit: 2 Portionen

Zubereitungszeit: 5 Minuten

Schwierigkeitsgrad: Sehr leicht

Zutaten:

- ½ mittelgroße Rübe, gehackt
- 1 Wassermelone in Scheiben, entkernt und gewürfelt

- ½ Banane, in Scheiben geschnitten
- 3 rohe Nüsse
- ½ Teelöffel Ingwer
- 1 Orange Scheibe
- ½ Teelöffel Zimt
- ½ Zitrone

Vorbereitung:

1. Die Wassermelone einfrieren Rote Beteund Bananen Scheiben über Nacht einfrieren.
2. Die Wassermelone umfüllen , Rote Beteund Bananen zusammen mit den restlichen Zutaten in den Mixer geben.
3. Glatt pürieren und zum Servieren in Gläser schöpfen.

Variationstipp: Sie können auch etwas Magermilch hinzufügen.

Nährwertangaben pro Portion:

Kalorien	137
	% Tageswert*
Fett gesamt 4.1g	**5%**
Gesättigtes Fett 0,6 g	**3%**
Cholesterin 0mg	**0%**
Natrium 69mg	**3%**
Kohlenhydrate insgesamt 25,5 g	**9%**
Ballaststoffe 3,5 g	**12%**
Zucker gesamt 17g	
Eiweiß 3,1 g	
Vitamin D 0mcg	0%
Kalzium 37mg	3%
Eisen 1mg	6%
Kalium 438mg	9%

Smoothie aus Obst und Joghurt

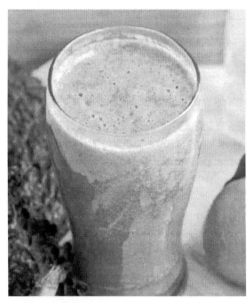

Ergiebigkeit: 2 Portionen

Zubereitungszeit: 10 Minuten

Schwierigkeitsgrad: Sehr leicht

Zutaten:

- ¾ Tasse Naturjoghurt, fettfrei
- ½ Tasse Fruchtsaft, 100% rein
- ½ Tasse gefrorene Heidelbeeren
- ½ Tasse gefrorene Himbeeren
- ½ Tasse gefrorene Ananas
- ½ Tasse gefrorene Pfirsiche

Vorbereitung:

1. Alle Zutaten vermischen und in den Mixer geben.
2. Gut mischen und servieren!

Variationstipp: Sie können

sowohl die frische als auch die gefrorene Banane verwenden.

Nährwertangaben pro Portion:

Kalorien		246
	% Tageswert*	
Fett gesamt 1.6g		**2%**
Gesättigtes Fett 1g		**5%**
Cholesterin 6mg		**2%**
Natrium 69mg		**3%**
Kohlenhydrate insgesamt 52,2 g		**19%**
Ballaststoffe 5g		**18%**
Zucker gesamt 46.1g		
Eiweiß 6,6 g		

Berry-Berrie-Smoothie

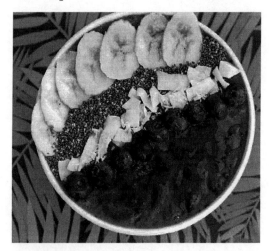

Ergiebigkeit: 2 Portionen

Zubereitungszeit: 5 Minuten

Schwierigkeitsgrad: Sehr leicht

Zutaten:

- ½ Tasse entrahmte Milch
- 1 Schale Himbeerengefroren
- ½ Tasse Wasser
- 1 Esslöffel Zitrone Saft
- 5 mittelgroße Erdbeeren, zerkleinert

Vorbereitung:

1. Alle Zutaten vermischen und in den Mixer geben.
2. Gut mischen und servieren!

Variationstipp: Sie können auch 1 Teelöffel Kokosnuss hinzufügen.

Nährwertangaben pro Portion:

Kalorien		167
	% Tageswert*	
Fett gesamt 1.4g		**2%**
Gesättigtes Fett 0,8 g		**4%**
Cholesterin 5mg		**2%**
Natrium 32mg		**1%**
Kohlenhydrate insgesamt 25g		**9%**
Ballaststoffe 0,6 g		**2%**
Gesamtzucker 4,4 g		
Eiweiß 2,3 g		
Vitamin D 0mcg		2%
Kalzium 80mg		6%
Eisen 0mg		1%
Kalium 91mg		2%

Salate

Hähnchen-Gemüse-Tortellini-Salat

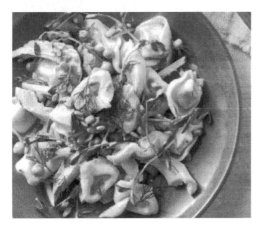

Ergiebigkeit: 2 Portionen

Zubereitungszeit: 10 Minuten

Schwierigkeitsgrad: Leicht

Zutaten:

- ¼ Pfund gekochtes Huhn Brust, in Scheiben geschnitten
- ½ Lorbeerblatt
- ¼ Packung Käsetortellini, gekocht
- 1/8 Tasse grüne Erbsen
- 1/8 Tasse Ranch-Sauce
- ¼ Esslöffel Rotweinessig
- 2 Esslöffel Basilikum, gehackt
- 1/8 Tasse Artischocken, geteilt und zerkleinert
- 1/8 Tasse Radieschen, in Juliennestücke geschnitten
- ¼ Tasse Erbsen, gekocht
- ½ Esslöffel Sonnenblumenkerne

Vorbereitung:

1. In einer großen Salatschüssel alle Zutaten vermischen und vorsichtig durchschwenken, um sie zu bedecken.
2. Sofort servieren.

Variationstipp: Sie können auch Apfelessig verwenden Apfelessig anstelle von Rotweinessig verwenden.

Nährwertangaben pro Portion:

Kalorien	**168**
	% Tageswert*
Fett gesamt 4.2g	**5%**
Gesättigtes Fett 0,2 g	1%
Cholesterin 52mg	**17%**
Natrium 114mg	**5%**
Kohlenhydrate insgesamt 12,3 g	**4%**
Ballaststoffe 1,5 g	5%
Gesamtzucker 1,1g	
Eiweiß 19,4 g	
Vitamin D 0mcg	0%
Kalzium 20mg	2%
Eisen 1mg	5%
Kalium 385mg	8%

Limonen-Ei-Gemüse-Salat

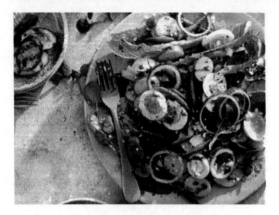

Zubereitungszeit: 15 Minuten

Zubereitungszeit: 30 Minuten

Portionen: 2

Zutaten:

- 3 Esslöffel Olivenöl, natives Olivenöl extra
- 3 Esslöffel Rapsöl
- 1 Esslöffel Limettensaft Saft
- 1/8 Teelöffel Salz
- ½ Tasse gemischtes Gemüse, gedünstet
- ¼ kleiner Strauß Brunnenkresse, große Stiele entfernt
- ¼ ZwiebelRinge
- ½ Esslöffel Koriander, gehackt
- ¼ Teelöffel gemahlener Pfeffer
- 2 Blätter Kopfsalat
- ½ hartgekochtes großes Ei, in Scheiben geschnitten

Vorbereitung:

1. In einer großen Salatschüssel alle Zutaten vermischen und vorsichtig durchschwenken, um sie zu bedecken.
2. Sofort servieren.

Variationstipp: Sie können stattdessen auch Rapsöl stattdessen verwenden.

Nährwertangaben pro Portion:

Kalorien	207
	% Tageswert*
Fett gesamt 18.4g	**24%**
Gesättigtes Fett 2.1g	**10%**
Cholesterin 29mg	**10%**
Natrium 392mg	**17%**
Kohlenhydrate insgesamt 9,8 g	**4%**
Ballaststoffe 3,7 g	**13%**
Gesamtzucker 1,4g	
Eiweiß 2,7 g	
Vitamin D 0mcg	1%
Kalzium 36mg	3%
Eisen 1mg	5%
Kalium 194mg	4%

Mango-Avocado-Salat

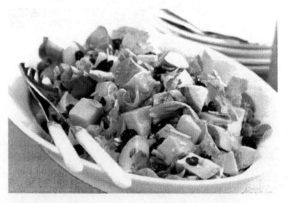

Zubereitungszeit: 15 Minuten

Portionen: 2

Zutaten:

- 1¼ Tassen Avocado, geschält,

entkernt und in Scheiben
geschnitten

- 1¼ Tassen Mango, geschält,
  entkernt und in Scheiben
  geschnitten
- ½ rote Zwiebel, in Scheiben
  geschnitten
- ¼ Tasse frische Minzblätter,
  gehackt
- Eine Prise Salz
- 3 Tassen frischer Baby-Rucola
- 1 Esslöffel frischer Orangensaft

Vorbereitung:

1. Alle Zutaten in einer großen
   Servierschüssel vermischen
   und vorsichtig
   durchschwenken.
2. Vor dem Servieren zugedeckt im
   Kühlschrank abkühlen lassen.

Variationstipp: Sie können
stattdessen auch Rapsöl
stattdessen verwenden.

Nährwertangaben pro Portion:

Kalorien	**275**
	% Tageswert*
Fett gesamt 18.5g	**24%**
Gesättigtes Fett 3,9 g	**19%**
Cholesterin 0mg	**0%**
Natrium 97mg	**4%**
Kohlenhydrate insgesamt 28,7 g	**10%**
Ballaststoffe 9,6 g	**34%**
Zucker gesamt 17g	

Eiweiß 4,1 g	
Vitamin D 0mcg	0%
Kalzium 99mg	8%
Eisen 3mg	15%
Kalium 834mg	18%

Salat aus Orangen und Rüben

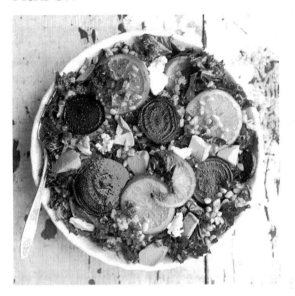

Zubereitungszeit: 15 Minuten

Schwierigkeitsgrad: Sehr leicht

Portionen: 2

Zutaten:

- 1 große Orange, geschält,
  entkernt und aufgeschnitten
- 1½ Rüben, geputzt, geschält und
  in Scheiben geschnitten
- 2 Tassen frischer Baby-Rucola
- 1/8 Tasse Pekannüsse, gehackt
- 1½ Esslöffel Olivenöl
- 1 Prise Salz

Vorbereitung:

1. In einer großen Salatschüssel alle Zutaten vermischen und vorsichtig durchschwenken, um sie zu bedecken.
2. Sofort servieren.

Variationstipp: Sie können stattdessen auch Rapsöl stattdessen verwenden.

Nährwertangaben pro Portion:

Kalorien	194
	% Tageswert*
Fett gesamt 13g	**17%**
Gesättigtes Fett 1,8 g	**9%**
Cholesterin 0mg	**0%**
Natrium 102mg	**4%**
Kohlenhydrate insgesamt 19,4 g	**7%**
Ballaststoffe 4,3 g	**15%**
Zucker gesamt 15g	
Eiweiß 3,1 g	
Vitamin D 0mcg	0%
Kalzium 83mg	6%
Eisen 1mg	6%
Kalium 469mg	10%

Power-Salat mit Kichererbsen und Thunfisch

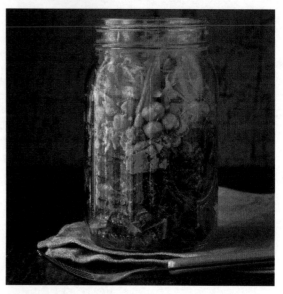

Ergiebigkeit: 4 Portionen

Zubereitungszeit: 10 Minuten

Schwierigkeitsgrad: Leicht

Zutaten:

- 3 Tassen Grünkohl, zerkleinert
- 2 Esslöffel Honig-Senf-Vinaigrette
- 1 (2½-Unzen) Beutel Thunfisch in Wasser
- ½ Tasse Kichererbsen, abgespült und in Dosen
- 1 Karotte, geschält und geraspelt

Vorbereitung:

1. In einer Schüssel den Grünkohl mit dem Dressing vermischen und dann in das Einmachglas geben.
2. Mit Kichererbsen, Thunfisch und Karotten belegen.
3. Den Deckel des Einmachglases verschließen und mindestens 2

Tage im Kühlschrank aufbewahren.

4. Den Inhalt des Glases in eine Schüssel geben und vor dem Servieren gut vermischen.

Variationstipp: Sie können auch Apfelessig verwenden Apfelessig anstelle der Honig-Senf-Vinaigrette verwenden.

Nährwertangaben pro Portion:

Kalorien	159
	% Tageswert*
Fett gesamt 3.3g	**4%**
Gesättigtes Fett 0,4 g	**2%**
Cholesterin 9mg	**3%**
Natrium 188mg	**8%**
Kohlenhydrate gesamt 23,4g	**9%**
Ballaststoffe 5,5 g	**20%**
Gesamtzucker 4,4 g	
Eiweiß 10,5 g	
Vitamin D 0mcg	0%
Kalzium 99mg	8%
Eisen 3mg	14%
Kalium 559mg	12%

Salat aus Ziegenkäse und Feigen

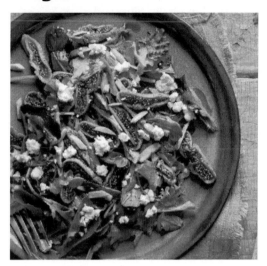

Ergiebigkeit: 4 Portionen

Zubereitungszeit: 15 Minuten

Schwierigkeitsgrad: Sehr leicht

Zutaten:

- 4 Tassen gemischter Blattsalat
- 2 Unzen frischer Ziegenkäse, zerkrümelt
- 8 getrocknete Feigen, entstielt und in Scheiben geschnitten
- 3 Esslöffel gehobelte Mandeln, vorzugsweise geröstet
- 4 Teelöffel Olivenöl, natives Olivenöl extra
- 1 Teelöffel Honig
- Schwarzer Pfeffer, nach Geschmack
- 4 Teelöffel Balsamico-Essig
- Eine Prise Salz

Vorbereitung:

1. In einer Schüssel das Grünzeug, die Feigen, den Ziegenkäse und die Mandeln vermischen.

2. Mischen Sie Olivenöl, Essig, Honig, Salz und schwarzen Pfeffer in einer anderen Schüssel.

3. Dieses Dressing über den Salat träufeln und servieren.

Variationstipp: Sie können Gemüse Ihrer Wahl hinzufügen.

Nährwertangaben pro Portion:

Kalorien	**506**
	% Tageswert*
Fett gesamt 24.8g	**32%**
Gesättigtes Fett 8.8g	**44%**
Cholesterin 30mg	**10%**
Natrium 334mg	**15%**
Kohlenhydrate gesamt 63g	**23%**
Ballaststoffe 8,6 g	**31%**
Zucker gesamt 40.3g	
Eiweiß 16,5 g	
Vitamin D 0mcg	0%
Kalzium 438mg	34%
Eisen 4mg	23%
Kalium 1083mg	23%

Snacks und Beilagen

Gefüllte Poblano-Paprika

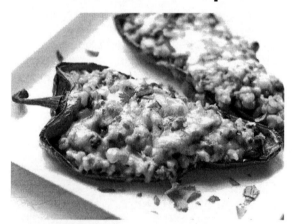

Ergiebigkeit: 2 Portionen
Zubereitungszeit: 10 Minuten
Zubereitungszeit: 30 Minuten
Schwierigkeitsgrad: Leicht
Zutaten:

- 2 große Poblano-Paprikaschoten
- ¾ Tasse frische gegrillte Salsa
- ½ (15-Unzen) Dose gekochte schwarze Bohnen
- ¾ Tasse gefrorener Mais
- ¼ Tasse ungekochter brauner Reis
- ½ Teelöffel Kreuzkümmel
- ½ Teelöffel rotes Chilipulver
- Schwarzer Pfeffernach Geschmack
- ¼ Tasse 2% mexikanischer Mischkäse, geschreddert
- 2 Messerspitzen Cayennepfeffer

Vorbereitung:

1. Braunen Reis kochen wie auf der Packung angegeben.

2. Poblano-Paprika waschen und die Kerne und Rippen entfernen. Der Länge nach in zwei Hälften schneiden.

3. Die Paprika in eine Auflaufform legen. 3-5 Minuten grillen,

dann die Paprikaschoten drehen und weitere 3-5 Minuten grillen.

4. Schwarze Bohnen abgießen und abspülen. Kombinieren Sie sie mit SalsaMais, einer Vierteltasse Käse, Kreuzkümmel, Chilipulver und Cayennepfeffer in einer Schüssel.

5. Würzen Sie mit Salz und Pfeffer abschmecken. Die Füllung etwa 2 bis 3 Minuten in der Mikrowelle erwärmen, dabei nach jeder 30-Sekunden-Phase umrühren. Den Reis hinzugeben und gut vermischen.

6. Jede Paprikahälfte mit der Füllung füllen. Den restlichen Käse hinzufügen und grillen, bis der Käse geschmolzen ist.

7. Servieren und genießen!

Nährwertangaben pro Portion:

Kalorien		265
		% Tageswert*
Fett gesamt 6.7g		**9%**
Gesättigtes Fett 3,5 g		**17%**
Cholesterin 18mg		**6%**
Natrium 552mg		**24%**
Kohlenhydrate insgesamt 40,4 g		**15%**
Ballaststoffe 3,2 g		**12%**
Zucker gesamt 5g		
Eiweiß 8,4 g		
Vitamin D 0mcg		0%
Kalzium 198mg		15%
Eisen 3mg		17%
Kalium 401mg		9%

Aubergine mit gerösteten Gewürzen

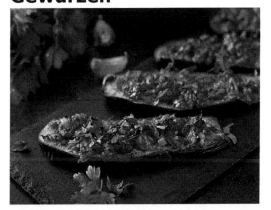

Ergiebigkeit: 2 Portionen

Zubereitungszeit: 10 Minuten

Zubereitungszeit: 30 Minuten

Schwierigkeitsgrad: Leicht

Zutaten:

- ½ große Aubergine
- ¼ Teelöffel gemahlener Kreuzkümmel
- ¼ Teelöffel gemahlener Koriander
- Eine Prise gemahlene Muskatnuss
- Eine Prise gemahlener Ingwer
- ½ Esslöffel Olivenöl
- ½ Teelöffel Senfsaat
- ¼ Teelöffel Currypulver

- 2 Prisen Salz
- 2 Prisen schwarzer Pfeffer
- ¼ gelbe Zwiebel, fein gehackt
- ½ Knoblauch Gewürznelke, gehackt
- 1 Tasse Kirschtomaten
- ½ Esslöffel leichte Melasse
- ½ Teelöffel Rotweinessig
- ½ Esslöffel gehackter frischer Koriander

Vorbereitung:

1. Schneiden Sie die Eier etwa ¼-Zoll dick. Die Grillpfanne erhitzen und die Scheiben auf den Grill legen, von der Seite wenden, bis die Auberginen zart ist. Beiseite stellen.

2. In einer kleinen Schüssel alle trockenen Gewürze außer Salz und Pfeffer vermischen. und Pfeffer.

3. In einer Pfanne die Gewürzmischung in Olivenöl anbraten etwa 30 Sekunden lang an. Die Zwiebel hinzufügen und kochen, bis sie glasig sind. Die Tomaten hinzugeben, MelasseKnoblauch und Essig. Die Soße kochen, bis sie eindickt. Mit Salz und Pfeffer abschmecken.

4. Die Auberginen auf eine auf eine Servierplatte geben, die gekochte Soße darüber gießen und mit dem Koriander garnieren.Servieren und genießen!

Nährwertangaben pro Portion:

Kalorien	**103**
% Tageswert*	
Fett gesamt 4.3g	**5%**
Gesättigtes Fett 0,6 g	**3%**
Cholesterin 0mg	**0%**
Natrium 157mg	**7%**
Kohlenhydrate insgesamt 16,3 g	**6%**
Ballaststoffe 5,7 g	**20%**
Zucker gesamt 9.3g	
Eiweiß 2,4 g	
Vitamin D 0mcg	0%
Kalzium 43mg	3%
Eisen 1mg	6%
Kalium 591mg	13%

Schwarze Bohnen-Pastetchen

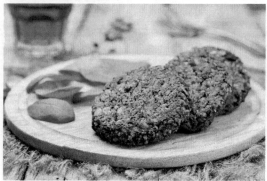

Ergiebigkeit: 2 Portionen

Zubereitungszeit: 30 Minuten

Zubereitungszeit: 40 Minuten

Schwierigkeitsgrad: Leicht

Zutaten:

- ¼ Tasse schwarze Bohnen
- 2 Knoblauchzehen, gehackt
- 2 Prisen Salz
- 3 Esslöffel gehackter frischer Koriander
- 1 Tasse Wasser
- ½ Esslöffel Olivenöl

Vorbereitung:

1. Wasser und schwarze Bohnen in einen großen Topf geben und kochen, bis sie weich sind. Sie können 30 Minuten lang im Druckkochtopf kochen oder 1 Stunde lang auf mittlerer Stufe köcheln lassen. Die gekochten Bohnen abseihen und in eine große Schüssel geben.
2. Bohnen und Knoblauch pürieren zusammen. Koriander hinzufügen und Salz. Kleine Patties formen und ca. 1 Stunde in den Kühlschrank legen.
3. In einer antihaftbeschichteten Pfanne das Olivenöl erhitzen und braten Sie die Pastetchen. Wenden, wenn die Außenseite leicht knusprig ist, etwa 5 Minuten. Sofort servieren.

Nährwertangaben pro Portion:

Kalorien   **200**

	% Tageswert*
Fett gesamt 4.2g	**5%**
Gesättigtes Fett 0,7 g	**3%**
Cholesterin 0mg	**0%**
Natrium 154mg	**7%**
Kohlenhydrate insgesamt 31,3 g	**11%**
Ballaststoffe 7,5 g	**27%**
Gesamtzucker 1,1g	
Eiweiß 10,7 g	
Vitamin D 0mcg	0%
Kalzium 69mg	5%
Eisen 3mg	14%
Kalium 738mg	16%

Grüner Bohnenauflauf für den Urlaub

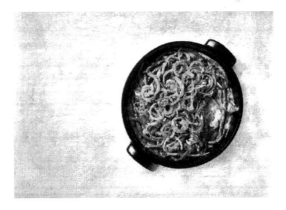

Ergiebigkeit: 2 Portionen

Zubereitungszeit: 5 Minuten

Zubereitungszeit: 20 Minuten

Schwierigkeitsgrad: Sehr leicht

Zutaten:

- 1½ Teelöffel Olivenöl, aufgeteilt

- ½ mittelgroße Zwiebel, in dünne Scheiben geschnitten
- 1 Esslöffel Wasser
- ½ Pfund frische grüne Bohnen
- ¼ Teelöffel getrockneter gemahlener Thymian
- ¾ Tasse Magermilch
- 1/8 Tasse fein gehackte Zwiebel
- ½ Knoblauchzehe, fein gehackt
- ¼ Tasse frisches Vollkornbrot Krümel
- ¾ Tasse geschnittene Champignons
- 1½ Esslöffel Allzweckmehl

Vorbereitung:

1. Ofen auf 350 F vorheizen.
2. 2 Teelöffel Olivenöl in eine Pfanne geben und die in Scheiben geschnittene Zwiebel bei schwacher Hitze 3 Minuten anbraten.
3. Zwiebeln aus der aus der Pfanne nehmen und beiseite stellen.
4. 1 Teelöffel Olivenöl hinzufügengehackte Zwiebel und Knoblauch und 2 bis 3 Minuten braten. Wasser und Pilze hinzufügen und 5 Minuten kochen lassen.
5. Dann langsam Mehl und Thymian über die Mischung streuen und gründlich umrühren. Nach und nach Milch hinzufügen und ständig rühren, bis die Sauce eindickt.
6. Bohnen mit 2 Esslöffeln Wasser in eine mikrowellensichere Schüssel geben, abdecken und 5 Minuten auf höchster Stufe mikrowellen. Beiseite stellen.
7. Eine Kasserolle mit Kochspray einsprühen und legen Sie die grünen Bohnen in die Kasserolle geben.
8. Gießen Sie die Pilzsauce Soße über die grünen Bohnen zusammen mit den sautierten Zwiebel Zwiebelscheiben und frischen Semmelbröseln.
9. 15 Minuten backen und zum Servieren anrichten.

Nährwertangaben pro Portion:

Kalorien	74
% Tageswert*	
Fett gesamt 1.7g	**2%**
Gesättigtes Fett 0,2 g	**1%**
Cholesterin 1mg	**0%**
Natrium 45mg	**2%**
Kohlenhydrate insgesamt 12,6 g	**5%**
Ballaststoffe 2,6 g	**9%**
Gesamtzucker 3,7 g	
Eiweiß 3,3 g	
Vitamin D 38mcg	190%

Kalzium 69mg	5%
Eisen 1mg	7%
Kalium 221mg	5%

Knusprige Kartoffelspalten

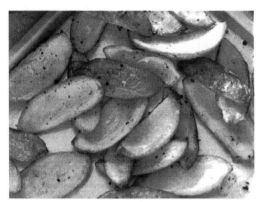

Ergiebigkeit: 2 Portionen

Zubereitungszeit: 5 Minuten

Zubereitungszeit: 20 Minuten

Schwierigkeitsgrad: Sehr leicht

Zutaten:

- 2 mittelgroße Kartoffeln
- Kochspray
- 1/8 Teelöffel schwarzer Pfeffer
- 1/8 Teelöffel Meersalz
- 1 Esslöffel gehackter frischer Rosmarin

Vorbereitung:

1. Stellen Sie die Temperatur des Ofens auf 375 Grad Fahrenheit ein.

2. Schneiden Sie die Kartoffeln Waschen Sie die Kartoffeln und stechen Sie sie mit einer Gabel ein.

3. Vorsichtig in den Ofen schieben und 1 Stunde lang backen, oder bis die Schalen knusprig sind.

4. Das Backblech mit dem Backspray bestreichen.

5. In einer großen Schüssel den RosmarinSalz und Pfeffer. Geben Sie die Kartoffeln in die Schüssel geben und mit den Gewürzen bestreichen.

6. Backen Sie die Kartoffeln 10 Minuten im Ofen backen. Sofort servieren.

7. Servieren und genießen!

Nährwertangaben pro Portion:

Kalorien	**155**
	% Tageswert*
Fett gesamt 0,7g	**1%**
Gesättigtes Fett 0,2 g	**1%**
Cholesterin 0mg	**0%**
Natrium 131mg	**6%**
Kohlenhydrate insgesamt 34,6 g	**13%**
Ballaststoffe 5,8 g	**21%**
Gesamtzucker 2,5g	
Eiweiß 3,7 g	
Vitamin D 0mcg	0%
Kalzium 41mg	3%
Eisen 2mg	9%
Kalium 884mg	19%

Gebackene Hähnchentender mit Sesam

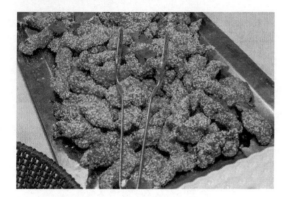

Ergiebigkeit: 2 Portionen

Zubereitungszeit: 10 Minuten

Zubereitungszeit: 10 Minuten

Schwierigkeitsgrad: Sehr leicht

Zutaten:

- 8 Unzen Hähnchenfilets
- 3 Esslöffel geröstete Sesamsamen
- ¼ Teelöffel grobes Salz
- 1 Teelöffel Sesamöl
- 1 Teelöffel natriumarme Sojasauce
- 2 Esslöffel Semmelbrösel
- Olivenölspray

Vorbereitung:

1. Stellen Sie die Temperatur des Ofens auf 425 Grad F ein und besprühen Sie das Backblech mit dem Kochspray.
2. In einer Schüssel die Sesamsamen, Salzund Semmelbrösel.

3. Öl und Sojasauce in das Hähnchen geben. Dann das Hähnchen gründlich mit der Sesamsamen-Brotkrumen-Mischung bestreichen.
4. Das Hähnchen auf das Backblech legen und mit Öl besprühen. 8-10 Minuten backen, bis es gut durch ist.
5. Servieren und genießen!

Nährwertangaben pro Portion:

Kalorien	**286**

	% Tageswert*
Fett gesamt 14g	**18%**
Gesättigtes Fett 2,7 g	**13%**
Cholesterin 80mg	**27%**
Natrium 1049mg	**46%**
Kohlenhydrate insgesamt 9,6 g	**3%**
Ballaststoffe 1,9 g	**7%**
Gesamtzucker 0,5g	
Eiweiß 31,6 g	
Vitamin D 0mcg	0%
Kalzium 144mg	11%
Eisen 2mg	13%
Kalium 81mg	2%

Baby-Minze-Möhren

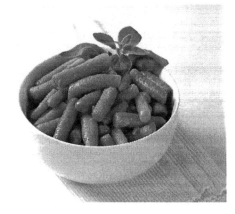

Ergiebigkeit: 2 Portionen

Zubereitungszeit: 10 Minuten

Zubereitungszeit: 5 Minuten

Schwierigkeitsgrad: Sehr leicht

Zutaten:

- 1½ Tassen Babymöhren
- 3 Esslöffel Apfelsaft Saft
- 2 Tassen Wasser
- 1 Prise Teelöffel gemahlener Zimt
- ¼ Esslöffel Speisestärke
- ¼ Esslöffel gehackte frische Minze Blätter

Vorbereitung:

1. In einem großen Topf Wasser gießen und Karotten hinzufügen.. Etwa 10 Minuten kochen, bis sie weich und knackig sind. Die Karotten gut abtropfen lassen und in einer Schüssel beiseite stellen.

2. In einem Topf den Apfelsaft und die Saft und Speisestärke. Ständig rühren, bis die Mischung eindickt. Minze und Zimt.

3. Die Mischung über die Möhren gießen. Servieren und genießen!

Nährwertangaben pro Portion:

Kalorien	55
% Tageswert*	
Fett gesamt 0,2g	**0%**
Gesättigtes Fett 0g	**0%**
Cholesterin 0mg	**0%**
Natrium 100mg	**4%**
Kohlenhydrate gesamt 13g	**5%**
Ballaststoffe 3,4 g	**12%**
Zucker gesamt 6.9g	
Eiweiß 0,8 g	
Vitamin D 0mcg	0%
Kalzium 50mg	4%
Eisen 1mg	6%
Kalium 292mg	6%

Gebratene Tomaten

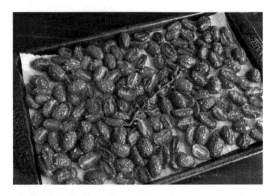

Ergiebigkeit: 2 Portionen

Zubereitungszeit: 10 Minuten

Zubereitungszeit: 20 Minuten

Schwierigkeitsgrad: Sehr leicht

Zutaten:

- ¾ Pfund Kirschtomaten - Halbiert
- Eine Prise Salz
- Schwarzer Pfeffernach Geschmack
- Rosmarinstrand
- 1½ Esslöffel Olivenöl

Vorbereitung:

1. Bestreuen Sie jede Tomaten Hälfte mit Salz und Pfeffer
2. Etwa 40 Minuten lang beiseite stellen.
3. Heizen Sie den Ofen auf 425 °F vor. Ein Backblech einfetten und mit Pergamentpapier auslegen.
4. Verteilen Sie die Tomaten auf das vorbereitete Backblech legen und mit Olivenöl beträufeln. Den Rosmarinstrang darauf legen.
5. Etwa 20 Minuten lang rösten.
6. Warm servieren.

Nährwertangaben pro Portion:

Kalorien	110
	% Tageswert*
Fett gesamt 9.7g	**12%**
Gesättigtes Fett 1.4g	**7%**
Cholesterin 0mg	**0%**
Natrium 59mg	**3%**

Kohlenhydrate insgesamt 6,5 g	**2%**
Ballaststoffe 2g	**7%**
Gesamtzucker 4,4 g	
Eiweiß 1,5 g	
Vitamin D 0mcg	0%
Kalzium 17mg	1%
Eisen 0mg	3%
Kalium 395mg	8%

Eichelkürbis mit Äpfeln

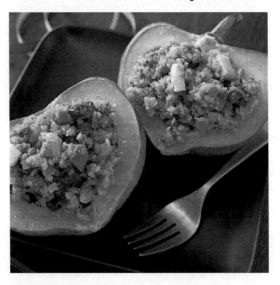

Ergiebigkeit: 2 Portionen

Zubereitungszeit: 10 Minuten

Zubereitungszeit: 5 Minuten

Schwierigkeitsgrad: Sehr leicht

Zutaten:

- 1 Apfel, geschält, entkernt und in Scheiben geschnitten (vorzugsweise Granny Smith)
- 1 Eichelkürbis (6 Zoll Durchmesser)
- 2 Esslöffel brauner Zucker

- 2 Teelöffel Margarine (ohne Transfette)

Vorbereitung:

1. In einer kleinen Schüssel die Äpfel mit dem braunen Zucker und beiseite stellen.

2. Den Kürbis mit einer Gabel einstechen und für 5 Minuten in die Mikrowelle geben. Den Kürbis nach 3 Minuten wenden, damit er gleichmäßig gart.

3. Den Kürbis auf ein Schneidebrett legen und entkernen. Den Hohlraum des Kürbisses mit der Apfelmischung füllen Mischung

4. Für weitere 2 Minuten auf höchster Stufe in die Mikrowelle stellen, bis die Äpfel weich sind.

5. Servieren Sie den Kürbis mit der Margarine auf der Oberseite. Guten Appetit!

Nährwertangaben pro Portion:

Kalorien 212

	% Tageswert*
Fett gesamt 4.2g	**5%**
Gesättigtes Fett 0,7 g	**3%**
Cholesterin 0mg	**0%**
Natrium 54mg	**2%**
Kohlenhydrate insgesamt 46,7 g	**17%**
Ballaststoffe 5,9 g	**21%**
Zucker gesamt 20.3g	
Eiweiß 2,1 g	
Vitamin D 0mcg	0%
Kalzium 81mg	6%
Eisen 2mg	11%
Kalium 881mg	19%

Kartoffelsalat

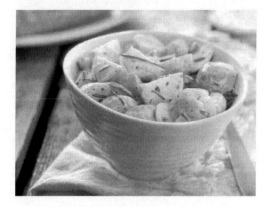

Ergiebigkeit: 2 Portionen

Zubereitungszeit: 10 Minuten

Zubereitungszeit: 10 Minuten

Schwierigkeitsgrad: Sehr leicht

Zutaten:

- ¼ Pfund Kartoffeln, gewürfelt und gekocht oder gedämpft
- ¼ große gelbe Zwiebel, gewürfelt
- ¼ große Karotte, gewürfelt
- ½ Rippe Staudensellerie, gewürfelt
- ½ Esslöffel gehackter frischer Dill
- ¼ Teelöffel gemahlener schwarzer Pfeffer
- 3 Esslöffel kalorienarme Mayonnaise
- ¼ Esslöffel Dijon-Senf
- ½ Esslöffel Rotweinessig

Vorbereitung:

1. Die Kartoffeln würfeln und kochen Sie sie.
2. Die gekochten Kartoffeln und alle Zutaten in einer großen Schüssel vermischen.
3. Im Kühlschrank abkühlen
4. Servieren und genießen!!

Nährwertangaben pro Portion:

Kalorien	**85**

	% Tageswert*
Fett gesamt 2.7g	**3%**
Gesättigtes Fett 0,4 g	**2%**
Cholesterin 2mg	**1%**
Natrium 92mg	**4%**
Kohlenhydrate insgesamt 14,2 g	**5%**
Ballaststoffe 2,3 g	**8%**
Gesamtzucker 2,5g	
Eiweiß 1,6 g	
Vitamin D 0mcg	0%
Kalzium 32mg	2%
Eisen 1mg	5%
Kalium 338mg	7%

Eintöpfe und Suppen

Erbsen und Blumenkohleintopf

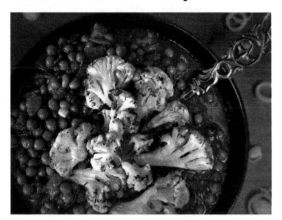

Ergiebigkeit: 2 Portionen

Zubereitungszeit: 15 Minuten

Zubereitungszeit: 35 Minuten

Schwierigkeitsgrad: Mittel

Zutaten:

- 1 große Zwiebel, gewürfelt
- 2 Esslöffel Olivenöl
- 2 Knoblauch Nelken, gehackt
- Eine Prise Salz
- 1½ Tassen Erbsen
- 1 Esslöffel frische Zitrone Saft
- ¼ Teelöffel frischer Ingwer Wurzel, fein gerieben
- Schwarzer Pfeffernach Geschmack
- 2 Tassen Gemüsebrühe, Salz-frei
- 1½ Tassen kleiner Blumenkohl Röschen

Vorbereitung:

1. In einem großen Suppentopf das Olivenöl und Zwiebel etwa 4 Minuten bei mittlerer Hitze anbraten.
2. Ingwer und Knoblauch unterrühren und Knoblauch und etwa 1 Minute lang anbraten.
3. Salz hinzufügen, schwarzer Pfefferund Brühe zugeben und aufkochen lassen.
4. Das Gemüse dazugeben und erneut aufkochen.
5. Die Pfanne abdecken und etwa 20 Minuten kochen, dabei gelegentlich umrühren.
6. Den Zitronensaft einrühren Saft unterrühren und heiß servieren.

Nährwertangaben pro Portion:

Kalorien	**107**

	% Tageswert*
Fett gesamt 7.2g	**9%**
Gesättigtes Fett 1g	**5%**
Cholesterin 0mg	**0%**
Natrium 329mg	**14%**
Kohlenhydrate insgesamt 9,9 g	**4%**
Ballaststoffe 3,2 g	**11%**
Gesamtzucker 4,2 g	
Eiweiß 2,2 g	
Vitamin D 0mcg	0%
Kalzium 46mg	4%

Eisen 1mg	4%
Kalium 288mg	6%

Gekühlte Erdbeer-Gemüse-Suppe

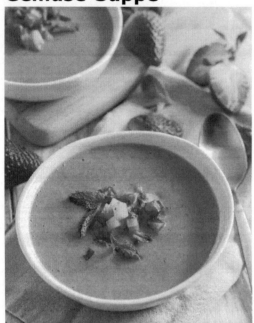

Ergiebigkeit: 2 Portionen

Zubereitungszeit: 10 Minuten

Zubereitungszeit: 20 Minuten

Schwierigkeitsgrad: Leicht

Zutaten:

- 1 kleine Gurke, geschält, entkernt und gewürfelt
- 2 Pfund frische Erdbeeren, geschält und in Scheiben geschnitten
- ½ Tasse frische Basilikumblätter
- 1 Prise Salz
- ½ Tasse rote Zwiebel, gehackt
- ¼ Tasse Balsamico-Essig
- 1 Esslöffel Olivenöl
- ½ Tasse Paprika, entkernt und gewürfelt
- 1 kleine Jalapeño-Schote, entkernt und gehackt

Vorbereitung:

1. Alle Zutaten in einen Mixer geben und gut durchmixen.
2. In eine große Schüssel umfüllen und mit einem Tuch abdecken.
3. Vor dem Servieren einige Zeit in den Kühlschrank stellen.

Nährwertangaben pro Portion:

Kalorien	579
	% Tageswert*
Fett gesamt 21.9g	**28%**
Gesättigtes Fett 2,7 g	**13%**
Cholesterin 62mg	**21%**
Natrium 1096mg	**48%**
Kohlenhydrate insgesamt 62,8 g	**23%**
Ballaststoffe 16,5 g	**59%**
Zucker gesamt 13,7g	
Eiweiß 35,6 g	
Vitamin D 0mcg	0%
Kalzium 171mg	13%
Eisen 7mg	38%
Kalium 1670mg	36%

Eintopf mit Huhn und Brokkoli

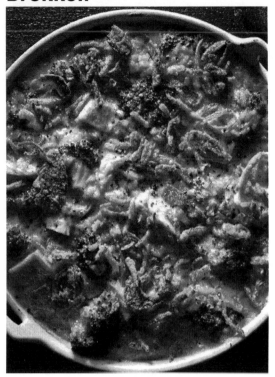

Ergiebigkeit: 2 Portionen

Zubereitungszeit: 15 Minuten

Zubereitungszeit: 28 Minuten

Schwierigkeitsgrad: Leicht

Zutaten:

- 7 oz. Hühnerbrüste, in kleine Stücke geschnitten, ohne Knochen, ohne Haut
- 1 Esslöffel Olivenöl
- ½ große Zwiebel, gehackt
- 1 Tasse Brokkoli
- Eine Prise Salz
- ¾ Tasse Tomaten, fein gehackt
- ¾ Tasse Wasser
- Gemahlener schwarzer Pfeffernach Geschmack

Vorbereitung:

1. In einem Suppentopf das Öl, die Hühnerteile und die Zwiebelund etwa 5 Minuten kochen.
2. Die Tomaten hinzufügen und etwa 3 Minuten kochen lassen.
3. Den Brokkoli, das Wasser, das Salz und schwarzen Pfeffer und etwa 20 Minuten kochen.
4. In eine Schüssel schöpfen und heiß servieren.

Nährwertangaben pro Portion:

Kalorien	**368**

	% Tageswert*
Fett gesamt 15g	**19%**
Gesättigtes Fett 3.1g	**16%**
Cholesterin 88mg	**29%**
Natrium 135mg	**6%**
Kohlenhydrate insgesamt 22,5 g	**8%**
Ballaststoffe 7,4 g	**26%**
Zucker gesamt 9.8g	
Eiweiß 35,9 g	
Vitamin D 0mcg	0%
Kalzium 59mg	5%
Eisen 3mg	17%
Kalium 733mg	16%

Spinat-Bohnen-Suppe

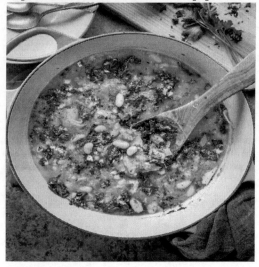

Ergiebigkeit: 2 Portionen

Zubereitungszeit: 15 Minuten

Zubereitungszeit: 30 Minuten

Schwierigkeitsgrad: Leicht

Zutaten:

- ½ Zwiebeln, gehackt
- ½ Esslöffel Olivenöl
- 1 Knoblauch Gewürznelke, gehackt
- 1 Tasse gekochte Cannellini-Bohnen
- Eine Prise Salz
- ¼ lb. Grünkohl, harte Rippen entfernt und gehackt
- 2 Tassen Wasser
- Gemahlener schwarzer Pfeffernach Geschmack

Vorbereitung:

1. Zwiebel und Knoblauch in einer großen Pfanne anbraten und Knoblauch in dem Öl bei mittlerer Hitze etwa 5 Minuten an.

2. Den Grünkohl hinzufügen und etwa 2 Minuten kochen.
3. Bohnen, Wasser, Salz und Pfeffer unterrühren.und schwarzen Pfeffer und aufkochen lassen.
4. Den Deckel teilweise abdecken und etwa 20 Minuten kochen lassen.
5. In eine Schüssel schöpfen und heiß servieren.

Nährwertangaben pro Portion:

Kalorien	**503**

	% Tageswert*
Fett gesamt 5.7g	**7%**
Gesättigtes Fett 0,8 g	**4%**
Cholesterin 0mg	**0%**
Natrium 98mg	**4%**
Kohlenhydrate gesamt 85,6g	**31%**
Ballaststoffe 32,5 g	**116%**
Gesamtzucker 4,3 g	
Eiweiß 31,7 g	
Vitamin D 0mcg	0%
Kalzium 296mg	23%
Eisen 11mg	63%
Kalium 2160mg	46%

Kichererbsen und Gemüseeintopf

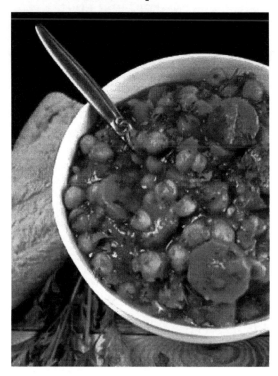

Ergiebigkeit: 2 Portionen

Zubereitungszeit: 15 Minuten

Zubereitungszeit: 35 Minuten

Schwierigkeitsgrad: Leicht

Zutaten:

- 2 Tassen Wasser
- ¾ Tasse Portabella-Pilze, gehackt
- ½ Tasse gekochte Kichererbsen
- ½ Tasse weiße Zwiebel, gehackt
- ½ Tasse Butternusskürbisgeschält, entkernt und gewürfelt
- 1 Esslöffel Olivenöl
- Gemahlener schwarzer Pfeffernach Geschmack
- ½ Tasse frischer Grünkohl, harte Rippen entfernt und gehackt
- ½ Tasse Paprikaschotenentkernt und gewürfelt
- 1 Tomate, gewürfelt
- ½ Teelöffel gemischte getrocknete Kräuter

Vorbereitung:

1. In einem großen Suppentopf das Huhn mit allen anderen Zutaten vermengen und zum Kochen bringen.
2. Die Hitze auf niedrig stellen und zugedeckt etwa 1 Stunde köcheln lassen, dabei gelegentlich umrühren.
3. In eine Schüssel schöpfen und heiß servieren.

Nährwertangaben pro Portion:

Kalorien	337
	% Tageswert*
Fett gesamt 10.4g	**13%**
Gesättigtes Fett 1.4g	**7%**
Cholesterin 0mg	**0%**
Natrium 123mg	**5%**
Kohlenhydrate gesamt 51g	**19%**
Ballaststoffe 12,3 g	**44%**
Zucker gesamt 11.7g	
Eiweiß 14,1 g	
Vitamin D 0mcg	0%
Kalzium 111mg	9%
Eisen 5mg	26%

Kalium 1140mg   24%

Gurkensuppe

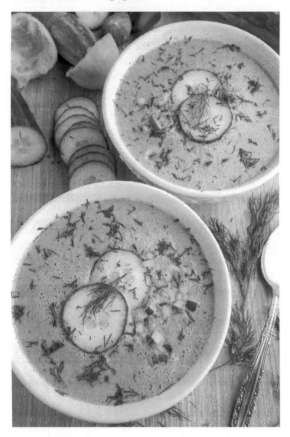

Ergiebigkeit: 2 Portionen

Zubereitungszeit: 10 Minuten

Zubereitungszeit: 40 Minuten

Schwierigkeitsgrad: Mittel

Zutaten:

- ¾ Pfund Salatgurken, geputzt und gewürfelt
- ½ Esslöffel Olivenöl
- 2 Frühlingszwiebeln, gehackt
- 1 Esslöffel frische Zitrone Saft
- 2 Tassen natriumarme Gemüsebrühe
- ½ Serrano-Pfeffer, entkernt und fein gewürfelt

Vorbereitung:

1. In einer großen Bratpfanne das Olivenöl und die Frühlingszwiebeln und etwa 5 Minuten bei mittlerer Hitze braten.
2. Gurke und Brühe hinzufügen und Brühe zugeben und aufkochen lassen.
3. Die Hitze auf niedrig stellen und zugedeckt etwa 30 Minuten köcheln lassen, dabei gelegentlich umrühren.
4. Den Topf vom Herd nehmen und in die Küchenmaschine geben.
5. Gut pulsieren, bis eine glatte Masse entsteht, und diese in die Pfanne zurückgeben.
6. Etwa 5 Minuten bei mittlerer Hitze kochen und den Zitronensaft auspressen. Saft auspressen.
7. Mit Salz bestreuen und schwarzem Pfeffer und vom Herd nehmen.
8. In eine Schüssel schöpfen und heiß servieren.

Nährwertangaben pro Portion:

Kalorien	86
% Tageswert*	
Fett gesamt 3.8g	**5%**
Gesättigtes Fett 0,6 g	**3%**
Cholesterin 0mg	**0%**
Natrium 78mg	**3%**
Kohlenhydrate gesamt 9g	**3%**

Ballaststoffe 4,1 g		**14%**
Gesamtzucker 3,8 g		
Eiweiß 6,1 g		
Vitamin D 0mcg		0%
Kalzium 52mg		4%
Eisen 4mg		24%
Kalium 399mg		8%

Linsen, Gemüse und Gersteneintopf

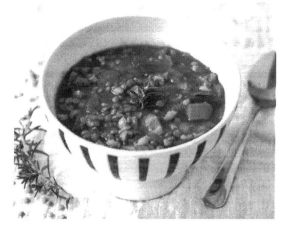

Ergiebigkeit: 2 Portionen

Zubereitungszeit: 15 Minuten

Zubereitungszeit: 50 Minuten

Schwierigkeitsgrad: Leicht

Zutaten:

- ¼ Karottegeschält und gewürfelt
- ¼ Esslöffel Olivenöl
- ¼ rote Zwiebel, gehackt
- ¼ Knoblauch Zehen, gehackt
- ¼ Tasse rote Linsen
- 2 Tassen Salz-freie Gemüsebrühe
- Eine Prise Salz

- ½ Staudensellerie Stange, gehackt
- ¼ Tasse Gerste
- 1½ Tassen Tomaten, fein gehackt
- 2 Tassen frischer Spinat, zerrissen
- Gemahlener schwarzer Pfeffernach Bedarf

Vorbereitung:

1. In einer großen Pfanne das Öl, die Karotten, Zwiebelund Staudensellerie und etwa 5 Minuten bei mittlerer Hitze anbraten.
2. Knoblauch hinzufügen und etwa 1 Minute lang anbraten.
3. Die Gerste unterrühren, Linsen, Tomatenund die Brühe einrühren und aufkochen lassen.
4. Die Hitze auf niedrig schalten, den Deckel auflegen und etwa 40 Minuten köcheln lassen.
5. Den Spinat unterrührenSalz und schwarzen Pfeffer und etwa 4 Minuten köcheln lassen.
6. Auf Tellern anrichten und heiß servieren.

Nährwertangaben pro Portion:

Kalorien	248
	% Tageswert*
Fett gesamt 4.6g	**6%**
Gesättigtes Fett 0,7 g	**3%**

Cholesterin 0mg	**0%**
Natrium 459mg	**20%**
Kohlenhydrate gesamt 42,4g	**15%**
Ballaststoffe 14,8 g	**53%**
Gesamtzucker 6,8 g	
Eiweiß 11,1 g	
Vitamin D 0mcg	0%
Kalzium 82mg	6%
Eisen 4mg	22%
Kalium 816mg	17%

Grünkohl-Löwenzahn-Suppe

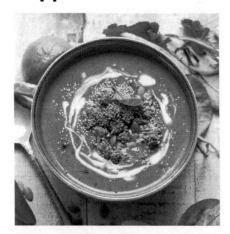

Ergiebigkeit: 1 Portion

Zubereitungszeit: 15 Minuten

Zubereitungszeit: 5 Minuten

Schwierigkeitsgrad: Leicht

Zutaten:

- 1½ Tassen frische Brunnenkresse
- 1½ Tassen frischer Grünkohl, harte Rippen entfernt und gehackt
- 1½ Tassen Löwenzahngrün
- 1½ Tassen Wasser
- ¾ Esslöffel frische Limette Saft
- Eine Prise Salz
- 1½ Knoblauch Zehen, geschält
- ¾ Tasse ungesüßte Kokosnuss Milch
- ½ Teelöffel Cayennepfeffer

Vorbereitung:

1. Alle Zutaten für die Suppe in einen Hochleistungsmixer geben und auf hoher Stufe pürieren, bis sie glatt sind.
2. Die Suppe in einen Topf geben und bei mittlerer Hitze etwa 5 Minuten kochen lassen.
3. In eine Schüssel schöpfen und heiß servieren.

Nährwertangaben pro Portion:

Kalorien	**235**
% Tageswert*	
Fett gesamt 19.5g	**25%**
Gesättigtes Fett 17g	**85%**
Cholesterin 0mg	**0%**
Natrium 129mg	**6%**
Kohlenhydrate insgesamt 14,6 g	**5%**
Ballaststoffe 4,2 g	**15%**
Gesamtzucker 3,3 g	
Eiweiß 5,1 g	
Vitamin D 0mcg	0%
Kalzium 159mg	12%

Eisen 3mg		19%
Kalium 650mg		14%

Rote Bohnen Eintopf

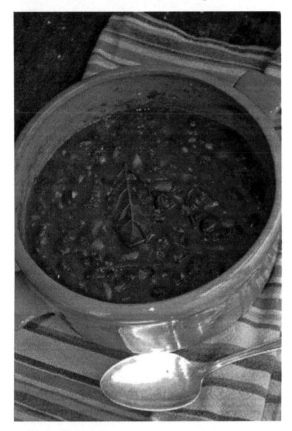

Ergiebigkeit: 2 Portionen

Zubereitungszeit: 15 Minuten

Zubereitungszeit: 30 Minuten

Schwierigkeitsgrad: Mittel

Zutaten:

- ½ Esslöffel Olivenöl
- 1 kleine Zwiebel, gehackt
- 2½ Knoblauch Zehen, fein gehackt
- ½ Teelöffel gemahlener Kreuzkümmel
- ½ Teelöffel getrockneter Oregano
- ½ Tasse GemüsebrüheSalz-frei
- Schwarzer Pfeffernach Geschmack

- 2 Tassen rote Bohnen, gekocht
- Eine Prise Salz
- 1 Tasse Tomaten, gewürfelt

Vorbereitung:

1. In einer Pfanne das Olivenöl und die Zwiebeln und etwa 7 Minuten bei mittlerer Hitze unter häufigem Rühren braten.
2. Knoblauch hinzufügen, Oregano, Kreuzkümmel, Salzund schwarzen Pfeffer und etwa 1 Minute kochen lassen.
3. Die Tomaten hinzufügen und etwa 2 Minuten kochen lassen.
4. Die roten Bohnen und die Brühe einrühren und aufkochen lassen.
5. Die Hitze auf mittlere bis niedrige Stufe stellen und zugedeckt etwa 15 Minuten köcheln lassen.
6. In eine Schüssel schöpfen und heiß servieren.

Nährwertangaben pro Portion:

Kalorien		592
		% Tageswert*
Fett gesamt 5.6g		**7%**
Gesättigtes Fett 1.1g		**5%**
Cholesterin 0mg		**0%**
Natrium 197mg		**9%**
Kohlenhydrate gesamt 103.8g		**38%**
Ballaststoffe 25,3 g		**90%**
Zucker gesamt 6.6g		
Eiweiß 35,7 g		

Vitamin D 0mcg	0%
Kalzium 221mg	17%
Eisen 9mg	48%
Kalium 2579mg	55%

Mahi Mahi und Gemüsesuppe

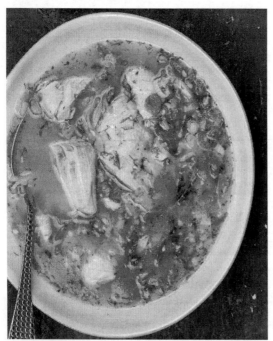

Ergiebigkeit: 2 Portionen

Zubereitungszeit: 15 Minuten

Zubereitungszeit: 35 Minuten

Schwierigkeitsgrad: Mittel

Zutaten:

- ¼ Jalapeno-Pfeffer, gehackt
- ½ Mahi Mahi ohne Knochen Filets, gewürfelt
- ¼ Schalotte, gehackt
- ½ kleine Paprikaentkernt und gewürfelt
- ½ Esslöffel frische Zitrone Saft
- ½ Knoblauch Gewürznelke, gehackt
- 1½ Tassen Gemüsebrühe, natriumarm
- 1 Esslöffel frischer Koriander, gehackt
- ½ Esslöffel Olivenöl
- ¼ Kopf Chinakohl, gehackt
- Frisch gemahlener schwarzer Pfeffernach Geschmack

Vorbereitung:

1. In einem großen Suppentopf das Olivenöl, Schalotteund Knoblauchund etwa 3 Minuten bei mittlerer Hitze kochen.
2. Den Kohl unterrühren und Paprikaschoten und etwa 4 Minuten kochen lassen.
3. Mit der Brühe aufgießen und bei starker Hitze aufkochen lassen.
4. Die Hitze auf mittlere bis niedrige Stufe schalten und etwa 10 Minuten sanft kochen lassen.
5. Mahi Mahi hinzufügen und etwa 6 Minuten kochen.
6. Den Koriander unterrührenZitronensaft Zitronensaft und schwarzen Pfeffer und etwa 2 Minuten kochen lassen.
7. In eine Schüssel schöpfen und heiß servieren!

Nährwertangaben pro Portion:

Kalorien	144
	% Tageswert*
Fett gesamt 7.6g	**10%**
Gesättigtes Fett 1.2g	**6%**
Cholesterin 20mg	**7%**
Natrium 662mg	**29%**
Kohlenhydrate insgesamt 5,9 g	**2%**
Ballaststoffe 1,6 g	**6%**
Gesamtzucker 3,4 g	
Eiweiß 14,3 g	
Vitamin D 0mcg	0%
Kalzium 138mg	11%
Eisen 2mg	9%
Kalium 665mg	14%

Vegetarisch

Veggie-Hummus-Sandwich

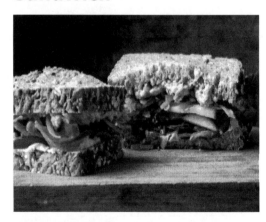

Ergiebigkeit: 2 Portionen

Zubereitungszeit: 10 Minuten

Zubereitungszeit: 10 Minuten

Schwierigkeitsgrad: Leicht

Zutaten:

- 6 Esslöffel Hummus
- 4 Scheiben Vollkornbrot
- ½ Avocado, püriert
- ½ mittlere rote Paprika, in Scheiben geschnitten
- ½ Tasse Karotten, geschreddert
- 1 Tasse gemischter Blattsalat
- ½ Tasse Gurke, in Scheiben geschnitten

Vorbereitung

1. Eine Scheibe Brot mit Hummus bestreichen und die andere mit Avocado.
2. Grünzeug, Paprika, Gurke und Karotte.
3. Vor dem Servieren in zwei Hälften schneiden.

Nährwertangaben pro Portion:

Kalorien	256
	% Tageswert*
Fett gesamt 14.6g	**19%**
Gesättigtes Fett 2,8 g	**14%**
Cholesterin 0mg	**0%**
Natrium 323mg	**14%**
Kohlenhydrate gesamt 27,6g	**10%**
Ballaststoffe 7,5 g	**27%**
Gesamtzucker 4,3 g	
Eiweiß 7,2 g	

Vitamin D 0mcg	0%
Kalzium 74mg	6%
Eisen 3mg	15%
Kalium 659mg	14%

Eingelegte Rüben

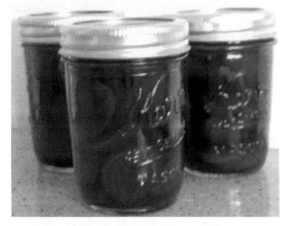

Ergiebigkeit: 2 Portionen

Zubereitungszeit: 10 Minuten

Schwierigkeitsgrad: Sehr leicht

Zutaten:

- 4 Esslöffel Perlzwiebeln, geputzt
- ¼ Pfund frische Rüben, gehackt
- 4 Esslöffel Weißweinessig
- ¼ Zweig frischer Dill
- 3 ganze schwarze Pfefferkörner
- 2 ganze Koriander Samen
- 3 Esslöffel Apfelessig
- ¼ Tasse Wasser
- 1 Knoblauchzehe, ganz
- 2 Messerspitzen roter Pfeffer Flocken

Vorbereitung:

1. Alle Zutaten in luftdichten Behältern zusammenfügen.
2. Vor dem Servieren bis zu 1 Monat im Kühlschrank aufbewahren.

3. Servieren und genießen!

Nährwertangaben pro Portion:

Kalorien	**17**
	% Tageswert*
Fett gesamt 0,2g	**0%**
Gesättigtes Fett 0g	**0%**
Cholesterin 0mg	**0%**
Natrium 5mg	**0%**
Kohlenhydrate insgesamt 2,9 g	**1%**
Ballaststoffe 1,3 g	**5%**
Gesamtzucker 1,1g	
Eiweiß 1,2 g	
Vitamin D 0mcg	0%
Kalzium 21mg	2%
Eisen 1mg	7%
Kalium 131mg	3%

Gnocchi Pomodoro

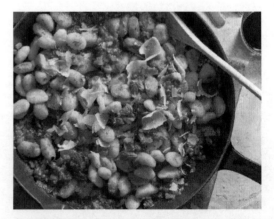

Ergiebigkeit: 2 Portionen

Zubereitungszeit: 10 Minuten

Zubereitungszeit: 30 Minuten

Schwierigkeitsgrad: Mittel

Zutaten:

- ½ mittelgroße Zwiebel, fein gehackt
- 1½ Esslöffel kaltgepresstes Olivenöl, aufgeteilt
- 1 große Knoblauchzehe, gehackt
- ¾ Tasse salzfrei-zugesetzte ganze Tomatenin einer Küchenmaschine püriert, bis sie stückig sind
- ½ Esslöffel Butter
- ½ Paket Gnocchi
- 2 Messerspitzen roter Pfefferzerkleinert
- 2 Prisen Salz
- 3 Esslöffel frisches Basilikum, gehackt
- Geriebener Parmesankäsezum Garnieren

Vorbereitung:

1. In einer großen Pfanne die Zwiebeln in 2 Esslöffeln Öl etwa 5 Minuten bei mittlerer Hitze anbraten.
2. Knoblauch hinzufügen und zerstoßenen roten Pfeffer und etwa 1 Minute lang kochen.
3. Tomaten hinzufügen und Salz und zum Köcheln bringen.
4. Die Hitze auf niedrig schalten und etwa 20 Minuten kochen, dabei häufig umrühren.
5. Die Pfanne vom Herd nehmen und Butter und Basilikum einrühren und Basilikum.
6. In einer großen Antihaft-Pfanne den restlichen 1 Esslöffel Öl bei mittlerer bis hoher Hitze erhitzen.
7. Etwa 7 Minuten kochen, dabei häufig umrühren.
8. Rühren Sie die Gnocchi in die Tomatensauce Soße und zum Servieren anrichten.

Nährwertangaben pro Portion:

Kalorien	236
	% Tageswert*
Fett gesamt 14.3g	**18%**
Gesättigtes Fett 3,6 g	**18%**
Cholesterin 9mg	**3%**
Natrium 527mg	**23%**
Kohlenhydrate insgesamt 24,1 g	**9%**
Ballaststoffe 3g	**11%**
Gesamtzucker 2,7 g	
Eiweiß 3,7 g	
Vitamin D 2mcg	10%
Kalzium 59mg	5%
Eisen 1mg	3%
Kalium 164mg	3%

Erbsen & Spinat Carbonara

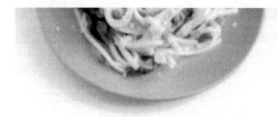

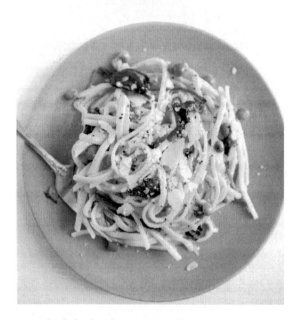

Ergiebigkeit: 4 Portionen

Zubereitungszeit: 10 Minuten

Zubereitungszeit: 50 Minuten

Schwierigkeitsgrad: Mittel

Zutaten:

- 1½ Esslöffel Olivenöl, kaltgepresst
- 1 Knoblauchzehe, gehackt
- 3 Esslöffel frische Petersilie, fein gehackt
- 1 großes Ei
- ¼ Teelöffel Salz
- 8 Tassen Babyspinat
- ½ Tasse Panko-Brotkrumen, Vollkorn
- 8 Esslöffel Parmesankäse, gerieben und aufgeteilt
- 3 große Eigelb
- ½ Teelöffel gemahlener Pfeffer
- 1 (9 Unzen) Paket frische Linguine
- 1 Tasse Erbsen

Vorbereitung:

1. In einer großen Pfanne Semmelbrösel und Knoblauch in Öl ca. 2 Minuten anbraten.
2. In einer Schüssel anrichten, Petersilie und 2 EL Parmesan dazugeben.
3. In einer Schüssel den restlichen Parmesan mit dem Ei, dem Pfeffer, den Eigelben und dem Salz vermengen.
4. Nudeln in kochendes Wasser geben und 1 Minute kochen.
5. Erbsen und Spinat unterrühren und noch 1 Minute kochen.
6. Gut abtropfen lassen und ¼ Tasse abgekochtes Wasser aufbewahren.
7. Das reservierte Wasser langsam in die Eimischung geben.
8. Diese Mischung in die Nudeln einrühren und mit der Paniermehlmischung bestreut servieren.

Nährwertangaben pro Portion:

Kalorien	413
% Tageswert*	

Fett gesamt 15g	**19%**
Gesättigtes Fett 4,6 g	**23%**
Cholesterin 260mg	**87%**
Natrium 380mg	**17%**
Kohlenhydrate gesamt 51g	**19%**
Ballaststoffe 4,4 g	**16%**
Gesamtzucker 2,8 g	
Eiweiß 20,6 g	
Vitamin D 18mcg	90%
Kalzium 233mg	18%
Eisen 6mg	31%
Kalium 590mg	13%

Gefüllte Süßkartoffel mit Hummus-Dressing

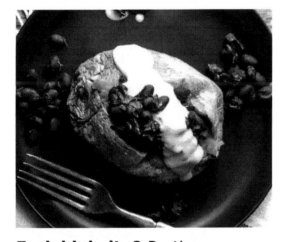

Ergiebigkeit: 2 Portionen

Zubereitungszeit: 15 Minuten

Zubereitungszeit: 20 Minuten

Schwierigkeitsgrad: Mittel

Zutaten:

- ½ große Süßkartoffel, geschrubbt
- ½ Tasse schwarze Bohnen aus der Dose, gespült
- 1 Esslöffel Wasser
- ½ Tasse gehackter Grünkohl
- 1/8 Tasse Hummus

Vorbereitung

1. Die gesamte Süßkartoffel einstechen und 10 Minuten lang auf höchster Stufe in die Mikrowelle stellen.
2. Den Grünkohl in einen mittelgroßen Kochtopf geben und bei mittlerer Hitze kochen, dabei zweimal umrühren.
3. Die Bohnen und 2 Esslöffel Wasser dazugeben und unter regelmäßigem Rühren etwa 2 Minuten kochen.
4. Schneiden Sie die Süßkartoffel auf und füllen Sie sie mit der Grünkohl und der Bohnenmischung.
5. In einer kleinen Schüssel den Hummus und 2 Esslöffel Wasser.
6. Das Hummus-Dressing Dressing über die gefüllten Süßkartoffeln und servieren.

Nährwertangaben pro Portion:

Kalorien	**191**
	% Tageswert*
Fett gesamt 1.8g	**2%**
Gesättigtes Fett 0,3 g	**2%**
Cholesterin 0mg	**0%**
Natrium 67mg	**3%**
Kohlenhydrate insgesamt 34,5 g	**13%**
Ballaststoffe 8g	**29%**

Gesamtzucker 3,2 g

Eiweiß 10,4 g

Vitamin D 0mcg		0%
Kalzium 67mg		5%
Eisen 4mg		20%
Kalium 824mg		18%

Tofu-Curry

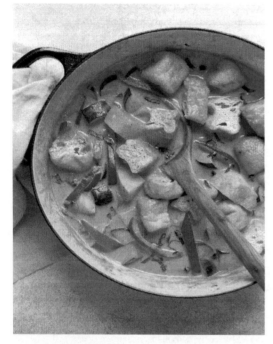

Ergiebigkeit: 2 Portionen

Zubereitungszeit: 15 Minuten

Zubereitungszeit: 23 Minuten

Schwierigkeitsgrad: Leicht

Zutaten:

- 1 Knoblauch Gewürznelke, gehackt
- 1 Esslöffel Olivenöl
- 1 Tasse Tomaten, gewürfelt
- ½ Teelöffel frischer Ingwer Wurzel, gehackt
- ½ Teelöffel CurrypulverSalz-frei

- 1/8 Teelöffel rotes Chilipulver
- ¾ Tasse Wasser
- Gemahlener schwarzer Pfeffernach Geschmack
- ¼ Teelöffel gemahlener Kreuzkümmel
- 2 Tassen Tofu
- 1/8 Tasse Kokosnussmilch, ungesüßt

Vorbereitung

1. In einer Küchenmaschine die Tomaten, Knoblauchund Ingwer und pulsieren, bis sie glatt sind.
2. Öl, Currypulver und Gewürze in eine Pfanne geben und Gewürze geben und etwa 1 Minute bei mittlerer Hitze anbraten.
3. Die Tomatenmischung hinzufügen und etwa 5 Minuten kochen lassen.
4. Tofu, Wasser und Kokosnussmilch einrühren und aufkochen lassen.
5. Etwa 12 Minuten kochen, dabei gelegentlich umrühren.
6. Mit schwarzem Pfeffer bestreuen und heiß servieren.

Nährwertangaben pro Portion:

Kalorien	**105**
	% Tageswert*
Fett gesamt 8.9g	**11%**
Gesättigtes Fett 3,4 g	17%
Cholesterin 0mg	**0%**
Natrium 15mg	**1%**

Kohlenhydrate insgesamt 6,2 g	2%
Ballaststoffe 1,9 g	7%
Gesamtzucker 3,3 g	
Eiweiß 2,9 g	
Vitamin D 202mcg	1008%
Kalzium 20mg	2%
Eisen 2mg	13%
Kalium 400mg	9%

Okra-Curry

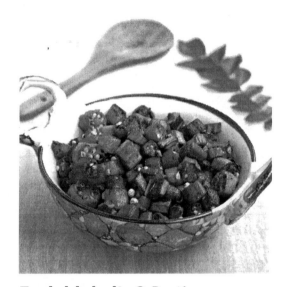

Ergiebigkeit: 2 Portionen

Zubereitungszeit: 10 Minuten

Zubereitungszeit: 15 Minuten

Schwierigkeitsgrad: Leicht

Zutaten:

- ¾ Teelöffel Kreuzkümmel Samen
- ¾ Esslöffel Olivenöl
- ½ lb. Okra, geputzt und in 2-Zoll-Stücke geschnitten
- ¼ Teelöffel rotes Chilipulver
- Eine Prise Salz
- ¼ Teelöffel Currypulver
- ¾ Teelöffel gemahlener Koriander
- Gemahlener schwarzer Pfeffernach Bedarf

Vorbereitung:

1. In einem großen Wok mit Antihaftbeschichtung das Olivenöl und Kreuzkümmel und die Kreuzkümmelsamen etwa 30 Sekunden lang bei mittlerer Hitze anbraten.
2. Die Okra hinzufügen und etwa 1½ Minuten unter Rühren braten.
3. Die Hitze auf niedrig schalten, abdecken und etwa 8 Minuten kochen, dabei gelegentlich umrühren.
4. Currypulver hinzufügenrote Chilischoten und Koriander und gut umrühren.
5. Die Hitze auf mittlere Stufe schalten, den Deckel abnehmen und weitere 3 Minuten kochen.
6. Mit Salz und Pfeffer bestreuen und Pfeffer bestreuen und heiß servieren.

Nährwertangaben pro Portion:

Kalorien	**89**
	% Tageswert*
Fett gesamt 5.1g	**7%**
Gesättigtes Fett 0,7 g	**4%**
Cholesterin 0mg	**0%**

Natrium 64mg	**3%**
Kohlenhydrate insgesamt 9,1 g	**3%**
Ballaststoffe 3,9 g	**14%**
Gesamtzucker 1,7 g	
Eiweiß 2,3 g	
Vitamin D 0mcg	0%
Kalzium 99mg	8%
Eisen 1mg	6%
Kalium 360mg	8%

Nudeln mit Spargel

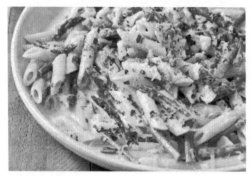

Ergiebigkeit: 2 Portionen

Zubereitungszeit: 10 Minuten

Zubereitungszeit: 12 Minuten

Schwierigkeitsgrad: Leicht

Zutaten:

- 2 Knoblauch Nelken, gehackt
- 1 Esslöffel Olivenöl
- ¼ Teelöffel roter Pfeffer Flocken, zerdrückt
- Gemahlener schwarzer Pfeffernach Bedarf
- ½ lb. Spargelgeputzt und in 1½-Zoll-Stücke geschnitten
- Eine Prise Salz
- ¼ lb. gekochte Vollkornnudeln, abgetropft

Vorbereitung

1. In einem Wok mit Antihaftbeschichtung den Knoblauch anbratenrote Paprika Flockenund die scharfe Pfeffersauce im Öl etwa 1 Minute bei mittlerer Hitze an.
2. Den Spargel hinzufügen, Salzund schwarzen Pfeffer und etwa 10 Minuten kochen, dabei gelegentlich umrühren.
3. Die heißen Nudeln und schwenken, damit sie gut bedeckt sind.
4. Auf Tellern anrichten und sofort servieren.

Nährwertangaben pro Portion:

Kalorien	302
	% Tageswert*
Fett gesamt 8.3g	**11%**
Gesättigtes Fett 1.1g	**5%**
Cholesterin 0mg	**0%**
Natrium 47mg	**2%**
Kohlenhydrate insgesamt 48,3 g	**18%**
Ballaststoffe 4,6 g	**16%**
Gesamtzucker 2.2g	
Eiweiß 10,9 g	
Vitamin D 0mcg	0%
Kalzium 35mg	3%

Eisen 3mg		14%
Kalium 249mg		5%

Quinoa mit Gemüse

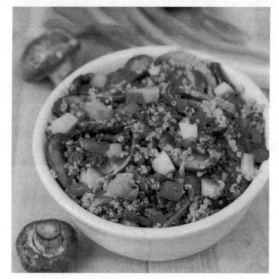

Ergiebigkeit: 2 Portionen

Zubereitungszeit: 15 Minuten

Zubereitungszeit: 12 Minuten

Schwierigkeitsgrad: Leicht

Zutaten:

- ½ kleine weiße Zwiebel, gehackt
- 1 Esslöffel Olivenöl
- ¼ Tasse gefrorene grüne Erbsen, aufgetaut
- 1/8 Tasse gefrorener Maisaufgetaut
- 2½ Esslöffel Sojasauce, natriumarm
- ¼ Tasse gefrorene Karotten, aufgetaut
- 1½ Tassen Quinoa, gekocht
- 1½ Esslöffel Frühlingszwiebeln, gehackt

Vorbereitung:

1. In einem großen Wok mit Antihaftbeschichtung das Öl und die Zwiebel und 4-5 Minuten bei mittlerer Hitze anbraten.
2. Erbsen, Karotten und Mais hinzufügenund Mais und etwa 4 Minuten kochen.
3. Die restlichen Zutaten einrühren und etwa 3 Minuten kochen lassen.
4. Auf Tellern anrichten und heiß servieren.

Nährwertangaben pro Portion:

Kalorien	456
	% Tageswert*
Fett gesamt 11.9g	**15%**
Gesättigtes Fett 1.6g	**8%**
Cholesterin 0mg	**0%**
Natrium 379mg	**16%**
Kohlenhydrate insgesamt 72,2 g	**26%**
Ballaststoffe 8,9 g	**32%**
Gesamtzucker 2,6g	
Eiweiß 16,2 g	
Vitamin D 0mcg	0%
Kalzium 61mg	5%
Eisen 5mg	29%
Kalium 678mg	14%

Kichererbsen mit Mangold

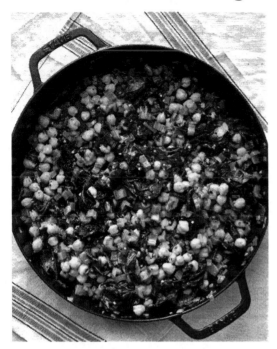

Ergiebigkeit: 2 Portionen

Zubereitungszeit: 15 Minuten

Zubereitungszeit: 12 Minuten

Schwierigkeitsgrad: Leicht

Zutaten:

- ½ Knoblauch Gewürznelke, in dünne Scheiben geschnitten
- ½ Esslöffel Olivenöl
- ¼ Tomate, fein gehackt
- 1 Tasse gekochte Kichererbsen
- 1/8 Tasse Wasser
- ½ Bund frischer Mangold, geputzt
- Gemahlener schwarzer Pfeffernach Bedarf
- ¼ Esslöffel frische Zitrone Saft

Vorbereitung

1. Öl und Knoblauch in einen großen Wok geben und etwa 1 Minute bei mittlerer Hitze anbraten.
2. Die Tomate hinzufügen und etwa 3 Minuten kochen, dabei gut zerdrücken.
3. Restliche Zutaten außer Zitronensaft und Petersilie unterrühren Zitronensaft und Petersilie und etwa 7 Minuten kochen lassen.
4. Den Zitronensaft auspressen Saft auspressen und heiß servieren.

Nährwertangaben pro Portion:

Kalorien	**354**
	% Tageswert*
Fett gesamt 9.8g	**13%**
Gesättigtes Fett 1.2g	**6%**
Cholesterin 0mg	**0%**
Natrium 57mg	**2%**
Kohlenhydrate insgesamt 52,7 g	**19%**
Ballaststoffe 15,2 g	**54%**
Zucker gesamt 10g	
Eiweiß 16,7 g	
Vitamin D 0mcg	0%
Kalzium 101mg	8%
Eisen 6mg	31%
Kalium 869mg	18%

Gewürz, Brühe und Würze

Cajun-Gewürzmischung

Ergiebigkeit: ¼ Tasse

Zubereitungszeit: 5 Minuten

Schwierigkeitsgrad: Sehr leicht

Zutaten:

- 2 Teelöffel weißer Pfeffer
- 2 Teelöffel Knoblauch Pulver
- 2 Teelöffel Zwiebel Pulver
- 2 Teelöffel Cayennepfeffer
- 2 Teelöffel Paprika
- 2 Teelöffel gemahlener schwarzer Pfeffer

Vorbereitung:

1. Alle Zutaten in einer Küchenmaschine zu einer feinen Konsistenz verarbeiten. In einen Behälter mit luftdichtem Deckel geben. Für 4 Wochen aufbewahren.
2. Es kann für Fleisch, Gemüse und Aufläufe verwendet werden.

Nährwertangaben pro Portion:

Kalorien	10

	% Tageswert*
Fett gesamt 0,2g	0%
Gesättigtes Fett 0g	0%
Cholesterin 0mg	0%
Natrium 1mg	0%
Kohlenhydrate insgesamt 2,2 g	1%
Ballaststoffe 0,7 g	**3%**
Gesamtzucker 0,5g	
Eiweiß 0,4g	
Vitamin D 0mcg	0%
Kalzium 9mg	1%
Eisen 1mg	3%
Kalium 48mg	1%

Hausgemachte Fajita-Gewürzmischung

Ergiebigkeit: 1/3 Tasse

Zubereitungszeit: 5 Minuten

Schwierigkeitsgrad: Sehr leicht

Zutaten:

- 2 Teelöffel rotes Chilipulver
- 2 Teelöffel gemahlener Kreuzkümmel
- ¼ Teelöffel Meersalz
- 2 Teelöffel Oregano
- Gemahlener schwarzer Pfeffer
- 2 Teelöffel Paprika
- 2 Teelöffel Knoblauchpulver
- 2 Teelöffel Zwiebelpulver
- 2 Teelöffel getrocknete Petersilie

Vorbereitung:

1. Alle Zutaten vermischen und in dem Behälter bis zu 4 Wochen aufbewahren.

Nährwertangaben pro Portion:

Kalorien	11

	% Tageswert*
Fett gesamt 0,3g	**0%**
Gesättigtes Fett 0,1g	**0%**
Cholesterin 0mg	**0%**
Natrium 67mg	**3%**
Kohlenhydrate gesamt 2g	**1%**
Ballaststoffe 0,6 g	**2%**
Gesamtzucker 0,5g	
Eiweiß 0,5g	
Vitamin D 0mcg	0%
Kalzium 16mg	1%
Eisen 1mg	4%
Kalium 48mg	1%

Einfache Gemüsebrühe

Ergiebigkeit: 2 Portionen

Zubereitungszeit: 20 Minuten

Zubereitungszeit: 30 Minuten

Schwierigkeitsgrad: Leicht

Zutaten:

- 1 Teelöffel Olivenöl
- ¼ Zwiebel, in 1-Zoll-Stücke geschnitten
- 4 frische weiße Champignons, sauber gebürstet und grob zerkleinert
- ½ Staudensellerie Stange mit Blättern, in 1-Zoll-Stücke geschnitten
- 1 große Karotte, in 1-Zoll-Stücke geschnitten
- 2 Knoblauchzehen, halbiert
- 2 frische flache Blätter (italienische) Petersilie Zweige
- 1½ frische Thymianzweige
- 2½ Tassen Wasser
- ¼ Lorbeerblatt
- 2 Prisen Salz

Vorbereitung:

1. In einer großen Pfanne die Pilze anbraten in 2 Teelöffeln Olivenöl bei mittlerer bis hoher Hitze an. Möhren, ZwiebelStaudensellerie und Knoblauch und anbraten, bis das Gemüse braun wird.

2. Dann Wasser, Lorbeerblatt, 0Petersilie, Thymian und Salz. Aufkochen lassen und dann die Hitze auf niedrig stellen und 25-30 Minuten köcheln lassen.

3. Vom Herd nehmen und leicht abkühlen lassen. Die Brühe durch ein Sieb in eine Schüssel gießen.

4. Es kann sofort verwendet werden oder bis zu 3 Tage im Kühlschrank aufbewahrt werden. Außerdem kann er für die spätere Verwendung im Gefrierschrank aufbewahrt werden. Ergibt etwa 6 Tassen.

Kalorien	**62**
	% Tageswert*

Fett gesamt 2.6g	**3%**	
Gesättigtes Fett 0,4 g	**2%**	
Cholesterin 0mg	**0%**	
Natrium 100mg	**4%**	
Kohlenhydrate gesamt 9g	**3%**	
Ballaststoffe 2,4 g	**8%**	
Gesamtzucker 3,7 g		
Eiweiß 2,1 g		

Vitamin D 130mcg	648%
Kalzium 53mg	4%
Eisen 2mg	12%
Kalium 327mg	7%
Kalorien	62

% Tageswert*

Fett gesamt 2.6g	**3%**	
Gesättigtes Fett 0,4 g	**2%**	
Cholesterin 0mg	**0%**	
Natrium 100mg	**4%**	
Kohlenhydrate gesamt 9g	**3%**	
Ballaststoffe 2,4 g	**8%**	
Gesamtzucker 3,7 g		
Eiweiß 2,1 g		

Vitamin D 130mcg	648%
Kalzium 53mg	4%
Eisen 2mg	12%

Kalium 327mg	7%

Natriumarme Hühnerbrühe

Ergiebigkeit: 2 Portionen

Zubereitungszeit: 20 Minuten

Kochzeit: 120 Minuten

Schwierigkeitsgrad: mittel

Zutaten:

- ½ Pfund Knochen von gekochtem Huhn, fettfrei getrimmt
- ½ Karotte, in 2-Zoll-Stücke geschnitten
- 1 Pfefferkorn
- ½ Staudensellerie Stange, in 2-Zoll-Stücke geschnitten
- ½ Tasse gehackte gelbe Zwiebel
- 1 Petersilie Zweig
- 1½ Liter kaltes Wasser

Vorbereitung:

1. Den Ofen auf 450 F vorheizen. Die Hühnerknochen unter kaltem Wasser abwaschen, auf das Backblech legen und etwa 20 Minuten lang rösten.
2. Die KarottenStaudensellerie und Zwiebeln auf das gleiche Backblech geben und die Knochen und das Gemüse weitere 20 Minuten braten oder bis sie gebräunt sind.
3. Nun das Gemüse und die Knochen in einen großen Topf geben. Wasser, Pfefferkörner

4. Bei mittlerer Hitze langsam aufkochen lassen und dann die Hitze auf niedrig stellen. Den Topf teilweise abdecken und 1½ Stunden köcheln lassen. Von der Kochstelle nehmen und etwas abkühlen lassen.

5. Die Brühe durch ein Sieb in eine Schüssel gießen. Die Knochen und festen Bestandteile wegwerfen. Eine Stunde lang bei Raumtemperatur abkühlen lassen.

6. Die Brühe über Nacht zugedeckt in den Kühlschrank stellen. Die Brühe erneut abseihen, um das erstarrte Fett zu entfernen. Die Brühe ist jetzt servierfertig.

7. Kann bis zu 3 Monate lang eingefroren werden. Ergibt etwa 12 Tassen.

Nährwertangaben pro Portion:

Kalorien	12
	% Tageswert*
Fett gesamt 0g	**0%**
Gesättigtes Fett 0g	**0%**
Cholesterin 0mg	**0%**
Natrium 24mg	**1%**
Kohlenhydrate insgesamt 2,8 g	**1%**
Ballaststoffe 0,7 g	**3%**

(Fortsetzung)

Gesamtzucker 1,3g	
Eiweiß 0,3 g	
Vitamin D 0mcg	0%
Kalzium 20mg	2%
Eisen 0mg	1%
Kalium 81mg	2%

Kräutermischung
Ergiebigkeit: 1/3 Tasse

Zubereitungszeit: 5 Minuten

Schwierigkeitsgrad: Sehr leicht

Zutaten:

- 5 Teelöffel Zwiebel Pulver
- 2 ½ Teelöffel Knoblauch Pulver
- 2 ½ Teelöffel süßer Paprika
- 2 ½ Teelöffel trockener Senf
- 1 ½ Teelöffel Thymian
- 1 Teelöffel schwarzer Pfeffer
- ¼ Teelöffel Staudensellerie Samen
- 1 Teelöffel Cayennepfeffer

Vorbereitung:

1. Alle Zutaten vermengen und gut durchmischen. In einen Shaker geben und für Salate, Suppen und Fleisch verwenden.

Nährwertangaben pro Portion:

Kalorien	10
	% Tageswert*
Fett gesamt 0,3g	**0%**

Gesättigtes Fett 0g	0%	
Cholesterin 0mg	**0%**	
Natrium 1mg	**0%**	
Kohlenhydrate insgesamt 1,9 g	**1%**	
Ballaststoffe 0,5g	**2%**	
Gesamtzucker 0,6g		
Eiweiß 0,5g		
Vitamin D 0mcg	0%	
Kalzium 12mg	1%	
Eisen 0mg	2%	
Kalium 35mg	1%	

Avocado-Dip

Ergiebigkeit: 2 Portionen

Zubereitungszeit: 10 Minuten

Zubereitungszeit: 30 Minuten

Schwierigkeitsgrad: Sehr leicht

Zutaten:

- 1/8 Becher fettfreie saure Sahne
- ½ Teelöffel gehackte Zwiebel
- 1/8 Teelöffel scharfe Sauce
- ¼ reife Avocadogeschält, entkernt und püriert (etwa ½ Tasse)

Vorbereitung:

1. In einer Schüssel die saure Sahne, scharfe SauceAvocado und Zwiebel. Die Zutaten gleichmäßig vermengen.

2. Mit gebackenen Tortilla-Chips oder Rohkost servieren.

Kalorien	**107**

	% Tageswert*
Fett gesamt 7.8g	**10%**
Gesättigtes Fett 1,7 g	**8%**
Cholesterin 2mg	**1%**
Natrium 26mg	**1%**
Kohlenhydrate insgesamt 7,6 g	**3%**
Ballaststoffe 2,7 g	**10%**
Gesamtzucker 1,9g	
Eiweiß 1,6 g	
Vitamin D 0mcg	0%
Kalzium 37mg	3%
Eisen 0mg	1%
Kalium 197mg	4%

Rinderbrühe mit Fenchel und Schalotten

Ergiebigkeit: 2 Portionen

Zubereitungszeit: 20 Minuten

Zubereitungszeit: 50 Minuten

Schwierigkeitsgrad: mittel

Zutaten:

- ¼ Pfund mageres Rindfleisch ohne Knochen Würfel
- ½ Esslöffel Olivenöl oder Rapsöl
- ¼ Fenchel Zwiebel, geputzt und in dünne Scheiben geschnitten
- 1¼ große Schalotten, gehackt
- ¼ Teelöffel gemahlener schwarzer Pfeffer (geteilt)
- 1¼ Tasse salzfreie-zugesetzte Gemüsebrühe
- ¼ Lorbeerblatt
- 2 große Möhrengeschält und in 1-Zoll-Stücke geschnitten
- 6 Schalottenzwiebeln
- 1¼ große Kartoffeln, geschält und in 1-Zoll-Stücke geschnitten
- 1 frischer Thymianzweig
- 1 Esslöffel Allzweckmehl
- 1 Portobello-Pilz, in 1-Zoll-Stücke geschnitten
- ¼ Tasse fein gehackte frische Petersilie

Vorbereitung:

1. Die Rindfleischwürfel mit Mehl bestäuben. In einer großen Pfanne das Olivenöl bei mittlerer Hitze erhitzen und das Rindfleisch hinzufügen.

2. Etwa 5 Minuten kochen lassen, bis es seine Farbe verändert. Das Rindfleisch aus der Pfanne nehmen und beiseite stellen.

3. In derselben Pfanne den Fenchel und die Schalotten und bei mittlerer Hitze anbraten, bis sie weich und leicht goldgelb sind; das dauert 7 bis 8 Minuten.

4. ¼ Teelöffel Pfeffer, Thymian und Lorbeerblatt hinzufügen. 1 Minute lang anbraten.

5. Rindfleisch und Gemüsebrühe hinzufügen. Aufkochen lassen und dann die Hitze auf niedrig stellen.

6. Den Topf abdecken und köcheln lassen, bis das Fleisch zart ist. Das dauert ca. 40-45 Minuten.

7. Als Nächstes fügen Sie die Karotten, Kartoffeln, Zwiebeln und Pilze. Kein Wasser mehr hinzufügen.

8. Lorbeerblatt hinzufügen und das Gemüse weitere 10 Minuten köcheln lassen. Petersilie hinzufügen und den restlichen ½ Teelöffel Pfeffer.

9. In Servierschalen füllen und sofort servieren.

Nährwertangaben pro Portion:

Kalorien	216
	% Tageswert*
Fett gesamt 6.4g	**8%**
Gesättigtes Fett 1.6g	**8%**
Cholesterin 23mg	**8%**
Natrium 58mg	**3%**
Kohlenhydrate gesamt 26,7g	**10%**
Ballaststoffe 4,5 g	**16%**
Gesamtzucker 2,9g	
Eiweiß 13,6 g	
Vitamin D 0mcg	0%
Kalzium 41mg	3%
Eisen 3mg	16%
Kalium 833mg	18%

Artischocken-Dip

Ergiebigkeit: 2 Portionen

Zubereitungszeit: 10 Minuten

Zubereitungszeit: 30 Minuten

Schwierigkeitsgrad: Sehr leicht

Zutaten:

- ¼ Dose (15,5 Unzen) Artischocken Herzen.
- ½ Knoblauchzehe, gehackt
- 1 Tasse gehackter roher Spinat
- ¼ Tasse gekochte ungesalzene weiße Bohnen
- 1/3 Teelöffel getrockneter Thymian
- 1 Teelöffel getrocknete Petersilie
- ¼ Teelöffel gemahlener schwarzer Pfeffer
- 1/8 Becher fettarme saure Sahne
- ½ Esslöffel geriebener Parmesankäse

Vorbereitung:

1. Den Ofen auf 350 Grad vorheizen.
2. Das Wasser der Artischocken abgießen. Alle Zutaten in einer großen Rührschüssel vermischen.
3. In ein hitzebeständiges Glas füllen und 30 Minuten bei 350 F backen.
4. Servieren Sie diesen Dip mit rohem Gemüse oder ganzen Crackern.

Nährwertangaben pro Portion:

Kalorien	100
	% Tageswert*
Fett gesamt 4.7g	**6%**
Gesättigtes Fett 2.9g	**15%**
Cholesterin 11mg	**4%**
Natrium 105mg	**5%**
Kohlenhydrate insgesamt 9,7 g	**4%**
Ballaststoffe 3g	**11%**
Gesamtzucker 0,4g	
Eiweiß 6,1 g	
Vitamin D 0mcg	0%
Kalzium 129mg	10%

| Eisen 2mg | 10% | Kalium 315mg | 7% |

Nachspeisen

Mango-Bananen-Sofortgetränk

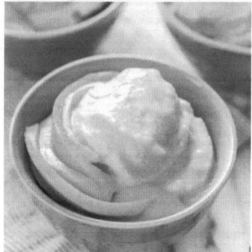

Ergiebigkeit: 2 Portionen

Zubereitungszeit: 10 Minuten

Zubereitungszeit: 10 Minuten

Schwierigkeitsgrad: Sehr leicht

Zutaten:

- ¼ reife Banane
- ¼ (16-Unzen) Packung gefrorene Mango in Stücken
- ¼ Esslöffel leichte Kokosmilch aus der Dose
- ¼ Esslöffel Stevia
- ¼ Esslöffel Limette Saft

Vorbereitung:

1. Banane schälen und halbieren halbieren. In einem verschlossenen Gefrierbeutel einige Stunden lang einfrieren, bis sie fest ist.
2. Kombinieren Sie die Mango und Stevia in einer großen Schüssel vermischen und 5 Minuten lang beiseite stellen.
3. Mixen Sie Mango, BananeLimette Limettensaft und Kokosnussmilch 3 bis 4 Minuten lang pürieren, bis die Mischung dick und glatt ist.
4. Das Softeis in Schüsseln füllen und sofort servieren, wenn es eine glattere Konsistenz haben soll, oder einfrieren, bis es fertig ist, wenn es eine festere Konsistenz haben soll.
5. Frische Mango verwenden Stücke für den Belag
6. Servieren und genießen!

Nährwertangaben pro Portion:

Kalorien	76
	% Tageswert*
Fett gesamt 1.3g	**2%**
Gesättigtes Fett 0.9g	**4%**
Cholesterin 0mg	**0%**
Natrium 2mg	**0%**
Kohlenhydrate insgesamt 17,3 g	**6%**
Ballaststoffe 1,9 g	**7%**
Gesamtzucker 13,4g	
Eiweiß 1g	
Vitamin D 0mcg	0%
Kalzium 11mg	1%
Eisen 0mg	1%

Kalium 227mg   5%

Bananen-Beeren-Eiscreme

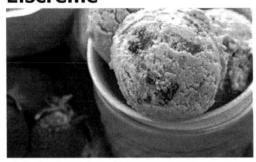

Ergiebigkeit: 2 Portionen

Zubereitungszeit: 10 Minuten

Schwierigkeitsgrad: Leicht

Zutaten:

- ½ Tasse gefrorene Beeren
- 1½ große Bananen
- ¾ Teelöffel Vanilleextrakt
- ¼ Tasse fettfreie Milch

Vorbereitung:

1. Bananen schälen und in in 1 Zoll große Stücke. Ein paar Stunden im Gefrierschrank einfrieren, bis sie hart sind.
2. Gefrorene Bananen, Milch und Vanille in eine Küchenmaschine geben. 1-2 Minuten lang verarbeiten.
3. Weiterverarbeiten und immer wieder die Seiten abkratzen, bis die Masse die Konsistenz von Softeis hat.
4. Die Beeren in die Mischung geben und pulsieren, bis sie aufgelöst und vermischt sind.
5. Servieren und genießen!

Nährwertangaben pro Portion:

Kalorien	**127**
	% Tageswert*
Fett gesamt 0,5g	**1%**
Gesättigtes Fett 0,1g	**1%**
Cholesterin 1mg	**0%**
Natrium 17mg	**1%**
Kohlenhydrate insgesamt 29,3 g	**11%**
Ballaststoffe 3,9 g	**14%**
Zucker gesamt 16,7g	
Eiweiß 2,4 g	
Vitamin D 0mcg	1%
Kalzium 48mg	4%
Eisen 0mg	3%
Kalium 460mg	10%

Vanille-Chia-Samen-Pudding mit Toppings

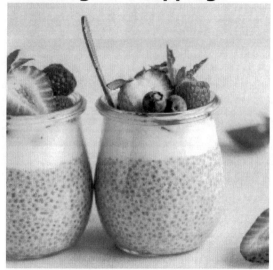

Ergiebigkeit: 2 Portionen

Zubereitungszeit: 10 Minuten

Schwierigkeitsgrad: Sehr leicht

Zutaten:

- ¼ Tasse griechischer Joghurt mit Vanille
- 3 Esslöffel Chiasamen
- ¼ Tasse fettreduzierte 2 %ige Milch
- 4 Tropfen Vanilleextrakt
- ¼ Esslöffel Ahornsirup
- Prise Salz

Vorbereitung:

1. In einer großen Schüssel den Joghurt, die Milch, den Ahornsirup, Vanille, , Chiasamen und Salz bis sie gut vermischt sind.
2. Abdecken und 3 bis 4 Stunden oder über Nacht in den Kühlschrank stellen.
3. Füllen Sie das Dessert in die Schalen oder Gläser.
4. Gekühlt servieren und genießen!

Nährwertangaben pro Portion:

Kalorien	68
	% Tageswert*
Fett gesamt 3g	**4%**
Gesättigtes Fett 0,8 g	**4%**
Cholesterin 5mg	**2%**
Natrium 48mg	**2%**
Kohlenhydrate insgesamt 7,5 g	**3%**
Ballaststoffe 2g	**7%**
Gesamtzucker 4,7 g	
Eiweiß 4,6 g	
Vitamin D 0mcg	0%
Kalzium 129mg	10%
Eisen 1mg	3%
Kalium 66mg	1%

Erdbeer-Souffle'

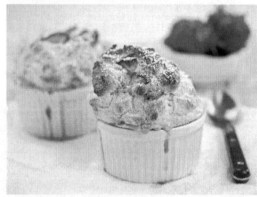

Ergiebigkeit: 2 Portionen

Zubereitungszeit: 15 Minuten

Zubereitungszeit: 12 Minuten

Schwierigkeitsgrad: mittel

Zutaten:

- 6 oz. frische Erdbeeren, geschält
- 1/8 Tasse ungesüßtes Apfelmus geteilt
- 2 Ei Eiweiß, geteilt
- 1¼ Teelöffel frischer Zitronensaft

Vorbereitung:

1. Heizen Sie den Ofen auf 350 °F vor.
2. Erdbeeren in einem Mixer pürieren.
3. In einer Schüssel das Erdbeerpüree durch ein Sieb streichen und die Kerne wegwerfen.
4. Apfel Sauce und Zltronensaft in das Püree geben und beiseite stellen.
5. Das Ei Das Eiweiß in einer flachen Schüssel zu steifem Schnee schlagen.
6. Einen Teil des Eiweißes Den Eischnee unter das Erdbeerpüree heben, so dass es eine leichte Konsistenz erhält. Den gesamten Eischnee vorsichtig unter die Erdbeermasse heben.
7. Die Mischung in 6 große Auflaufförmchen füllen.
8. Die Förmchen auf ein Backblech stellen und etwa 10-12 Minuten backen.
9. Warm servieren.

Nährwertangaben pro Portion:

Kalorien		**48**
		% Tageswert*
Fett gesamt 0,4g		**0%**
Gesättigtes Fett 0g		**0%**
Cholesterin 0mg		**0%**
Natrium 29mg		**1%**
Kohlenhydrate insgesamt 8,3 g		**3%**
Ballaststoffe 1,9 g		**7%**
Gesamtzucker 5,8 g		
Eiweiß 3,6 g		
Vitamin D 0mcg		0%
Kalzium 16mg		1%
Eisen 0mg		2%
Kalium 189mg		4%

Eierpudding

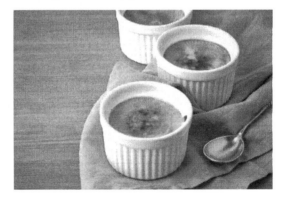

Ergiebigkeit: 2 Portionen

Zubereitungszeit: 15 Minuten

Zubereitungszeit: 40 Minuten

Schwierigkeitsgrad: mittel

Zutaten:

- 2 Eier
- Eine Prise Salz
- 6 oz. ungesüßte Mandelmilch
- 1 Prise gemahlener Zimt
- 1 Prise gemahlene Muskatnuss
- 4 Esslöffel Ahornsirup
- 1 Prise gemahlener Kardamom

Vorbereitung:

1. 8 kleine Auflaufförmchen mit Butter einfetten oder Kochspray. Den Ofen auf 325 °F vorheizen.
2. In einer Schüssel die Eier und Salz hinzufügen und mit einem Schneebesen gut verquirlen.
3. Um alle Klumpen zu entfernen, die Mischung durch ein Sieb in eine Schüssel gießen.
4. Den Ahornsirup hinzufügen Mandelmilch und Gewürze zugeben und gut verrühren.
5. Die Mischung in die vorbereiteten Förmchen füllen und die Förmchen in eine große Auflaufform stellen.
6. Füllen Sie die Auflaufform etwa 5 cm hoch mit heißem Wasser und schieben Sie die Form in den Ofen.
7. Etwa 30-40 Minuten backen.
8. Aus dem Ofen nehmen und auf einem Kuchengitter abkühlen lassen.
9. Vor dem Servieren in den Kühlschrank stellen und abkühlen lassen.

Nährwertangaben pro Portion:

Kalorien	103
	% Tageswert*
Fett gesamt 3.8g	5%
Gesättigtes Fett 1g	5%
Cholesterin 102mg	34%
Natrium 111mg	5%
Kohlenhydrate insgesamt 14,2 g	5%
Ballaststoffe 0,4 g	1%
Zucker gesamt 12g	
Eiweiß 3,8 g	
Vitamin D 10mcg	50%
Kalzium 115mg	9%
Eisen 1mg	5%
Kalium 132mg	3%

Wassermelonen-Sorbet

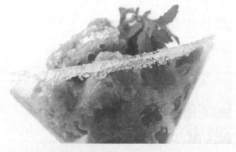

Ergiebigkeit: 2 Portionen
Zubereitungszeit: 5 Minuten
Schwierigkeitsgrad: Sehr leicht
Zutaten:

- 4 Tassen gewürfelte (1 Zoll) Wassermelone Kerne und Schale weggeworfen
- 1 Esslöffel frische Zitrone Saft
- ½ Tasse zuckerfreier Sirup mit Ahorngeschmack

Vorbereitung:

1. Pürieren Sie die Wassermelonenstücke in einer Küchenmaschine Stückchen. 4 Tassen des Pürees in eine Rührschüssel geben.
2. Ahornsirup ohne Zucker und Zitronensaft gründlich unterrühren. Zitronensaft gründlich einrühren. In der Eismaschine wie in der Anleitung beschrieben zubereiten.
3. Auslöffeln und genießen!

Nährwertangaben pro Portion:

Kalorien		8
	% Tageswert*	
Fett gesamt 0,1g		**0%**
Gesättigtes Fett 0.1g		**0%**
Cholesterin 0mg		**0%**
Natrium 19mg		**1%**
Kohlenhydrate insgesamt 2,6 g		**1%**
Ballaststoffe 0g		**0%**
Gesamtzucker 0,3g		
Eiweiß 0,1g		
Vitamin D 0mcg		0%
Kalzium 1mg		0%
Eisen 0mg		0%
Kalium 12mg		0%

Mandel-Reispudding

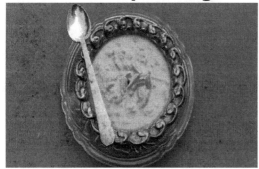

Ergiebigkeit: 2 Portionen
Zubereitungszeit: 10 Minuten
Kochzeit: 120 Minuten
Schwierigkeitsgrad: Mittel

Zutaten:

- 1/3 Tasse weißer Reis
- 1 Tasse fettarme 1%ige Milch
- 4 Esslöffel Stevia Pulver
- Zimt, nach Geschmack
- 4 Tropfen Vanilleextrakt
- 4 Tropfen Mandelextrakt
- 4 Esslöffel geröstete Mandeln

Vorbereitung:

1. Reis waschen und 10 Minuten einweichen
2. In einem mittelgroßen Topf die Milch zum Kochen bringen. Den eingeweichten Reis in die Milch geben.
3. Auf niedrige Hitze reduzieren und

zugedeckt ½ Stunde köcheln lassen, bis der Reis weich ist.

4. Den Topf vom Herd nehmen und die SteviaVanille, Mandelöl und Zimt.

5. In Dessertgläsern oder Schalen servieren und mit gerösteten Mandeln bestreuen.

6. Später für bis zu zwei Stunden in den Kühlschrank stellen.

7. Gekühlt servieren und genießen!

Nährwertangaben pro Portion:

Kalorien	142
	% Tageswert*
Fett gesamt 2.5g	**3%**
Gesättigtes Fett 0,7 g	**4%**
Cholesterin 5mg	**2%**
Natrium 42mg	**2%**
Kohlenhydrate insgesamt 23,8 g	**9%**
Ballaststoffe 0,7 g	**2%**
Zucker gesamt 5g	
Eiweiß 5,4 g	
Vitamin D 48mcg	238%
Kalzium 124mg	10%
Eisen 1mg	6%
Kalium 187mg	4%

Kokosnuss-Makronen

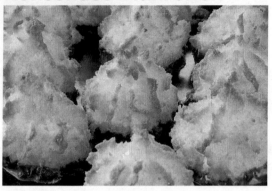

Ergiebigkeit: 2 Portionen

Zubereitungszeit: 15 Minuten

Zubereitungszeit: 10 Minuten

Schwierigkeitsgrad: Leicht

Zutaten:

- ¼ Tasse fettarme, ungesüßte Kokosnuss, geschreddert
- ¼ Esslöffel Kokosnussmehl
- 4 Esslöffel reiner Ahornsirup
- ¼ Esslöffel Olivenöl
- ¼ Teelöffel Bio-Vanilleextrakt
- Eine Prise Salz

Vorbereitung:

1. Den Ofen auf 350 °F vorheizen. Ein Backblech mit der Silikonfolie oder dem Pergamentpapier auslegen.

2. Alle Zutaten in eine Küchenmaschine geben und pulsieren, bis sie gut vermischt sind.

3. Die Mischung in den Spritzbeutel mit der Sterntülle füllen. Die Masse in einer einzigen Schicht auf das vorbereitete Plätzchenblech spritzen.

4. Etwa 7-10 Minuten backen, bis sie goldbraun sind.
5. Aus dem Ofen nehmen und vor dem Servieren etwa 1 Stunde lang abkühlen lassen.

Nährwertangaben pro Portion:

Kalorien	171
	% Tageswert*
Fett gesamt 13.4g	**17%**
Gesättigtes Fett 9.5g	**48%**
Cholesterin 0mg	**0%**
Natrium 12mg	**1%**
Kohlenhydrate insgesamt 12,3 g	**4%**
Ballaststoffe 3,9 g	**14%**
Zucker gesamt 4g	
Eiweiß 1,9 g	
Vitamin D 0mcg	0%
Kalzium 5mg	0%
Eisen 0mg	0%
Kalium 15mg	0%

Gefüllte Birnen

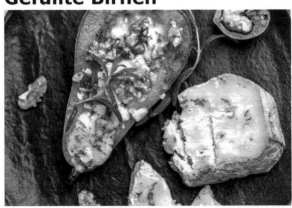

Ergiebigkeit: 2 Portionen

Zubereitungszeit: 10 Minuten

Zubereitungszeit: 15 Minuten

Schwierigkeitsgrad: Leicht

Zutaten:

- ¼ Esslöffel ungesalzene Margarine, erweicht
- ¼ Teelöffel Olivenöl
- 2 Birnen, halbiert und entkernt
- 1/8 Tasse Blauschimmelkäse, zerkrümelt
- Zerstoßene Walnüsse zum Garnieren (nach Bedarf)

Vorbereitung:

1. Den Grill einfetten und vorheizen
2. In einer kleinen Schüssel die weiche Margarine und Käse. Beiseite stellen.
3. Die Fruchtfleischseite der Birnenhälften Hälften mit Öl bestreichen.
4. Legen Sie die Birnenhälften Die Birnenhälften mit der Hautseite nach unten auf den Grill legen.
5. Die Käsemischung gleichmäßig in den Hohlraum der Birnen Hälften gleichmäßig verteilen.
6. Etwa 10-15 Minuten kochen lassen.
7. Mit zerstoßenen Walnüssen garnieren.
8. Servieren und genießen!

Nährwertangaben pro Portion:

Kalorien	93
	% Tageswert*
Fett gesamt 3.4g	**4%**
Gesättigtes Fett 1.1g	**6%**
Cholesterin 3mg	**1%**
Natrium 77mg	**3%**
Kohlenhydrate gesamt 16g	**6%**
Ballaststoffe 3,2 g	**12%**
Zucker gesamt 10.2g	
Eiweiß 1,3 g	
Vitamin D 0mcg	0%
Kalzium 32mg	2%
Eisen 0mg	1%
Kalium 133mg	3%

Fruchtige Spieße

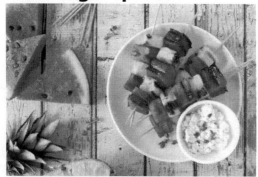

Ergiebigkeit: 2 Portionen

Zubereitungszeit: 15 Minuten

Zubereitungszeit: 10 Minuten

Schwierigkeitsgrad: Sehr leicht

Zutaten:

- 1 Tasse frische Ananas, in 1-Zoll-Stücke geschnitten

- 1 Tasse frische Wassermeloneentkernt und in 1 Zoll große Stücke geschnitten.

- Kochspray mit Olivenöl

- 1 Esslöffel Ahornsirup

Vorbereitung:

1. Heizen Sie Ihren Grill auf mittlere bis niedrige Hitze vor. Fetten Sie den Grill mit dem Kochspray.

2. Die Fruchtstücke auf den vorgetränkten Holzspieß stecken.

3. Die Spieße mit Kochspray besprühen und anschließend mit Ahornsirup beträufeln.

4. Die Spieße vorsichtig auf den Grill legen und etwa 10 Minuten grillen, dabei gelegentlich wenden.

5. Servieren und genießen!

Nährwertangaben pro Portion:

Kalorien	90
	% Tageswert*
Fett gesamt 0,2g	**0%**
Gesättigtes Fett 0,1g	**0%**
Cholesterin 0mg	**0%**
Natrium 3mg	**0%**
Kohlenhydrate insgesamt 23,2 g	**8%**
Ballaststoffe 1,5 g	**5%**
Zucker gesamt 18.7g	

Eiweiß 0,9g

Vitamin D 0mcg	0%

Kalzium 22mg	2%
Eisen 1mg	3%
Kalium 195mg	4%

6-WÖCHIGER SPEISEPLAN

Woche 1

Tag 1
Frühstück: Räucherlachs-Toast
Mittagessen: Hähnchen mit Harissa-Kichererbsen
Snack: Eichelkürbis mit Äpfeln
Abendessen: Rinderbrust

Tag 2
Frühstück: Kürbis-Übernachtungshaferflocken
Mittagessen: Curry-Kabeljau
Zwischenmahlzeit: Baby-Minze-Möhren
Abendessen: Regenbogen-Getreide-Bowl mit Cashew-Tahini-Soße

Tag 3
Frühstück: Vegetarischer Frühstückssalat mit Ei
Mittagessen: Oregano-Hühnerbrust
Snack: Schwarze Bohnen-Pastetchen
Abendessen: Truthahn-Erdbeer-Salat-Wraps

Tag 4
Frühstück: Stahl-Haferflocken
Mittagessen: Eier mit Avocado und schwarzen Bohnen
Snack: Aubergine mit gerösteten Gewürzen
Abendessen: Gefüllte Rindfleisch-Tomaten

Tag 5
Frühstück: Gebackene French Toasts
Mittagessen: Vegane Superfood-Getreide-Bowls
Imbiss: Gefüllte Poblano-Paprika
Abendessen: Hühnerfleisch und grüner Bohnenauflauf

Tag 6
Frühstück: Sommerpfanne mit Gemüse und Rührei
Mittagessen: Chipotle-Limetten-Blumenkohl-Taco-Schüsseln
Snack: Gebratene Tomaten
Abendessen: Rosmarin-Schweineleberbraten

Tag 7
Frühstück: Gesunder Eierauflauf
Mittagessen: Gewürzte Entenbrust
Imbiss: Grüner Bohnenauflauf
Abendessen: Sardinen mit Kapern und Oliven

Woche 2

Tag 1
Frühstück: Blumenkohl-Himbeer-Brei
Mittagessen: Gemischtes Grün mit Linsen und geschnittenem Apfel
Snack: Knusprige Kartoffelspalten
Abendessen: Knuspriger Rippenbraten

Tag 2
Frühstück: Apfel-Omelett
Mittagessen: Chimichurri-Nudelschalen
Imbiss: Gebackene Hähnchenteile mit Sesam
Abendessen: Schweinefilet mit Zitrone

Tag 3
Frühstück: Spaghetti Frittata
Mittagessen: Mit Ahornsirup glasierte Putenbrüste
Snack: Kartoffelsalat

Abendessen: Flankensteak mit Kräutern

Tag 4

Frühstück: Tofu und Gemüsebrei

Mittagessen: Hähnchen mit Cashewnüssen und Ananas

Snack: Vanille-Chia-Samen-Pudding mit Toppings

Abendessen: Lamm mit Rosenkohl

Tag 5

Frühstück: Himbeer-Smoothie-Bowl

Mittagessen: Hühnerfleisch und Spinat-Curry

Snack: Mango-Bananen-Soft-Serve

Abendessen: Kabeljau mit Zitrone

Tag 6

Frühstück: Bananen-Mandel-Butter-Brei

Mittagessen: Mango-Avocado-Salat

Zwischenmahlzeit: Eierpudding

Abendessen: Knuspriger Tilapia

Tag 7

Frühstück: Eier auf Toast

Mittagessen: Ziegenkäse-Feigen-Salat

Snack: Bananen-Beeren-Eiscreme

Abendessen: Gekühlte Erdbeer-Gemüse-Suppe

Woche 3

Tag 1

Frühstück: Blaubeer-Ricotta-Toast

Mittagessen: Salat aus Orangen und Rüben

Snack: Erdbeer-Soufflé

Abendessen: Erbsen und Blumenkohleintopf

Tag 2

Frühstück: Toast mit geräuchertem Lachs

Mittagessen: Power-Salat mit Kichererbsen und Thunfisch

Snack: Fruchtspießchen

Abendessen: Mahi Mahi und Gemüsesuppe

Tag 3

Frühstück: Kürbis-Übernachtungshaferflocken

Mittagessen: Tortellini-Hühnersalat

Imbiss: Gefüllte Birnen

Abendessen: Kichererbsen und Gemüseeintopf

Tag 4

Frühstück: Vegetarischer Frühstückssalat mit Eiern

Mittagessen: Limonen-Ei-Gemüse-Salat

Snack: Mandel-Reispudding

Abendessen: Gurkensuppe

Tag 5

Frühstück: Stahl-Haferflocken

Mittagessen: Eingelegte Rüben

Snack: Kokosnuss-Makronen

Abendessen: Rote Bohnen-Eintopf

Tag 6

Frühstück: Gebackene French Toasts

Mittagessen: Veggie-Hummus-Sandwich

Snack: Wassermelonen-Sorbet

Abendessen: Grünkohl-Löwenzahn-Suppe

Tag 7

Frühstück: Sommerpfanne mit Gemüse und Rührei

Mittagessen: Erbsen-Spinat-Carbonara

Imbiss: Eichelkürbis mit Äpfeln

Abendessen: Linsen, Gemüse und Gersteneintopf

Woche 4

Tag 1
Frühstück: Gesunder Eierauflauf
Mittagessen: Gnocchi Pomodoro
Imbiss: Baby-Minze-Möhren
Abendessen: Spinat-Bohnen-Suppe

Tag 2
Frühstück: Blumenkohl-Himbeer-Porridge
Mittagessen: Gefüllte Süßkartoffel mit Hummus-Dressing
Snack: Schwarze Bohnen-Pastetchen
Abendessen: Kichererbsen und Erbseneintopf

Tag 3
Frühstück: Apfel-Omelette
Mittagessen: Okra-Curry
Zwischenmahlzeit: Aubergine mit gerösteten Gewürzen
Abendessen: Rinderbrust

Tag 4
Frühstück: Spaghetti Frittata
Mittagessen: Tofu-Curry
Zwischenmahlzeit: Gefüllte Poblano-Paprika
Abendessen: Regenbogen-Getreide-Bowl mit Cashew-Tahini-Soße

Tag 5
Frühstück: Tofu-Gemüse-Haschee
Mittagessen: Kichererbsen mit Mangold
Snack: Gebratene Tomaten
Abendessen: Truthahn-Erdbeer-Salat-Wraps

Tag 6
Frühstück: Himbeer-Smoothie-Bowl
Mittagessen: Quinoa mit Gemüse
Snack: Feiertagsauflauf mit grünen Bohnen
Abendessen: Gefüllte Rindfleisch-Tomaten

Tag 7
Frühstück: Banane und Mandelbutter Porridge
Mittagessen: Nudeln mit Spargel
Snack: Knusprige Kartoffelspalten
Abendessen: Hühnerfleisch und grüner Bohnenauflauf

Woche 5

Tag 1
Frühstück: Toast mit geräuchertem Lachs
Mittagessen: Okra-Curry
Zwischenmahlzeit: Gebackene Hähnchentender mit Sesam
Abendessen: Rosmarin-Schweineleberbraten

Tag 2
Frühstück: Kürbis-Übernachtungshaferflocken
Mittagessen: Curry-Kabeljau
Zwischenmahlzeit: Kartoffelsalat
Abendessen: Sardinen mit Kapern und Oliven

Tag 3
Frühstück: Vegetarischer Frühstückssalat mit Ei
Mittagessen: Oregano-Hühnerbrust
Snack: Mango-Bananen-Soft-Serve
Abendessen: Knuspriger Rippenbraten

Tag 4
Frühstück: Berry-Berrie-Smoothie
Mittagessen: Gewürzte Entenbrust
Imbiss: Eierpudding
Abendessen: Schweinefilet mit Zitrone

Tag 5

Frühstück: Gebackene French Toasts

Mittagessen: Gemischter Grüner Salat mit Linsen und in Scheiben geschnittenem Apfel

Snack: Bananen-Beeren-Eiscreme

Abendessen: Flankensteak mit Kräutern

Tag 6

Frühstück: Rüben-Wassermelonen-Bananen-Smoothie

Mittagessen: Chimichurri-Nudelschalen

Snack: Erdbeer-Soufflé

Abendessen: Lamm mit Rosenkohl

Tag 7

Frühstück: Gesunder Eierauflauf

Mittagessen: Mit Ahornsirup glasierte Putenbrust

Snack: Fruchtige Spieße

Abendessen: Kabeljau mit Zitrone

Woche 6

Tag 1

Frühstück: Schokoladen-Bananen-Protein-Smoothie

Mittagessen: Erbsen-Spinat-Carbonara

Imbiss: Gefüllte Birnen

Abendessen: Knuspriger Tilapia

Tag 2

Frühstück: Apfel-Omelette

Mittagessen: Gnocchi Pomodoro

Zwischenmahlzeit: Mandel-Reispudding

Einkaufsliste

Geflügel, Fleisch und Meeresfrüchte

Abendessen: Erbsen und Blumenkohleintopf

Tag 3

Frühstück: Cantaloupe-Wassermelone-Smoothie

Mittagessen: Okra-Curry

Imbiss: Kokosnuss-Makronen

Abendessen: Kichererbsen-Gemüse-Eintopf

Tag 4

Frühstück: Tofu-Gemüse-Haschee

Mittagessen: Tofu-Curry

Imbiss: Wassermelonen-Sorbet

Abendessen: Rote Bohnen-Eintopf

Tag 5

Frühstück: Obst und Joghurt-Smoothie

Mittagessen: Kichererbsen mit Mangold

Snack: Vanille-Chia-Samen-Pudding mit Toppings

Abendessen: Linsen, Gemüse und Gersteneintopf

Tag 6

Frühstück: Banane und Mandelbutter Porridge

Mittagessen: Quinoa mit Gemüse

Snack: Baby-Minze-Möhren

Abendessen: Kichererbsen und Erbseneintopf

Tag 7

Frühstück: Mango-Ingwer-Smoothie

Mittagessen: Nudeln mit Spargel

Snack: Schwarze Bohnen-Pastetchen

Abendessen: Gurkensuppe

Hühnerbrüste
Hähnchenschenkel
Hähnchenfilet
gemahlenes Hähnchen
gekochtes Hähnchen
Truthahn aus der Feinkostabteilung

Rinderfilet
Prime Rib Braten
Flankensteak
mageres Rindfleisch
Schweinefilet
Lachs
Kabeljau
Tilapia

Molkerei:

Eier
fettfreie Milch
entrahmte Milch
2 %ige Milch
1%ige Milch
Butter
Margarine
Joghurt
Sauerrahm
Mexikanischer Mischkäse
Cheddar-Käse
Monterey Jack-Käse
Mozzarella-Käse
Parmesankäse
Ricotta-Käse
Feta-Käse
Ziegenkäse
Blauschimmelkäse

Gemüse und frische Kräuter:

Rucola
Grünkohl
Spinat
Brunnenkresse
Löwenzahn
Mangold
Champignons
Spargel
Brokkoli
Blumenkohl
Kohl
Kartoffel
Süßkartoffel
Okra
Aubergine

Paprika
grüne Bohnen
grüne Erbsen
Rosenkohl
Artischocken
Eichelkürbis
Butternusskürbis
Rüben
Karotten
Oliven
Radieschen
Tomaten
Salatgurke
Salatblätter
Staudensellerie
Zwiebel
Schalotte
Fenchel
Frühlingszwiebel
Kapern
Mais
Knoblauch
Ingwer
Roter Chili
Poblano-Pfeffer
Jalapeno-Pfeffer
Serrano-Pfeffer
Zitrone
Limette
Basilikum
Petersilie
Koriander
Dill
Minze
Oregano
Rosmarin
Koriander

Obst

Himbeeren
Heidelbeeren
Erdbeeren
Brombeeren
Apfel,
Birne
, Banane,

Ananas,
Mango,
Wassermelone,
Melone, Melone,
Orange
, Avocado

Körner, Nüsse und Saaten

Hafer
Kichererbsen
schwarze Bohnen
weiße Bohnen
Cannellini-Bohnen
Linsen
brauner Reis
weißer Reis
Gerste
Quinoa
Mandeln
Walnüsse
Hanfsamen
Leinsamen
Sonnenblumenkerne
Senfkörner
Sesamsamen
Chiasamen

Gewürze und getrocknete Kräuter

Salz
schwarzer Pfeffer
weißer Pfeffer
Paprikapulver
rotes Chilipulver
Cayennepfeffer
roter Pfeffer Flocken
Zwiebelpulver
Knoblauchpulver
Kreuzkümmel
Koriander
Zimt
Muskatnuss
Kardamom
 Kürbisgewürz
Za'atar

Currypulver
Currypaste
Salzfreier Knoblauch
Staudensellerie Samen
Lorbeerblatt
Thymian,
Oregano,
Rosmarin
Petersilie

Extra:

Mandelmilch
Kokosnussmilch
Olivenölspray
Olivenöl
Rapsöl
Rapsöl
Mandelbutter
brauner Zucker
 Ahornsirup
Apfelmus
Honig
Melasse
Flüssiges Stevia
Sirup mit Ahornaroma
Mayonnaise
Apfel Apfelessig
Balsamico-Essig
Rotweinessig
Weißweinessig
Sojasauce
Vanilleextrakt
Mandelextrakt
Tomate Sauce
Ranch-Sauce
Marinara-Sauce
scharfe Sauce
Salsa

Hummus-Pesto
 Dijon-Senf
Vollkornsenf
Harissa-Paste
Meerrettich
Vollkornbrot
Weizenvollkornbrot

Weißbrot
Fladenbrot
Fladenbrot runde
Tortillas
Kürbispüree
Tofu
ungesüßte Kokosnuss
Spaghetti
Nudeln
Hühnerbrühe
Gemüsebrühe
Kefir
Kokosnusswasser
getrocknete Feigen
Käsetortellini
Gnocchi
Speisestärke
Allzweckmehl
Kokosnussmehl
Paniermehl
Gemüsebrühepulver

Schlussfolgerung

Die DASH-Diät ist ein umfassendes und lebenslanges Konzept für eine gesunde Ernährung, das zur Behandlung oder Vorbeugung von Bluthochdruck (Hypertonie) entwickelt wurde. Die DASH-Diät ermutigt Sie, Ihre Ernährung und Ihren Lebensstil zu ändern, indem Sie die Natriummenge in Ihrer Ernährung reduzieren und Lebensmittel verzehren, die reich an gesunden Nährstoffen sind, die für einen niedrigen Blutdruck verantwortlich sind. Im Rahmen der DASH-Diät müssen Sie auch den Verzehr von gesättigten Fetten, Transfetten, Cholesterin, Zuckerzusatz und Alkohol einschränken. Die DASH-Diät senkt nicht nur den Blutdruck, sondern hat sich auch als wirksam erwiesen, um das Risiko von Herzkrankheiten, Schlaganfällen und einigen Krebsarten zu verringern. Die DASH-Diät ist zwar keine Diät zur Gewichtsreduzierung, aber Studien haben gezeigt, dass sie in gewissem Maße auch dazu beitragen kann, Gewicht zu verlieren und auf Dauer ein gesundes Gewicht zu halten. Wenn Sie Ihre allgemeine Gesundheit auf sichere und wirksame Weise verbessern wollen, ist die DASH-Diät ein guter Anfang.

Index

Printed in Poland
by Amazon Fulfillment
Poland Sp. z o.o., Wrocław

25505973R00072